Dr.Medipedia

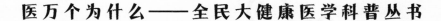

医万个为什么——全民大健康医学科普丛书

天使童心话儿外

——小儿外科疾病科普问答

胡三元 总主编

李爱武 主 编

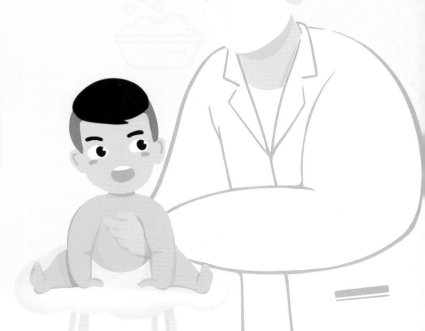

山东大学出版社

SHANDONG UNIVERSITY PRESS

·济南·

图书在版编目(CIP)数据

天使童心话儿外：小儿外科疾病科普问答/李爱武
主编.—济南：山东大学出版社,2023.11
(医万个为什么：全民大健康医学科普丛书/胡三
元主编)
ISBN 978-7-5607-7956-0

Ⅰ.①天… Ⅱ.①李… Ⅲ.①小儿疾病－外科－问题
解答 Ⅳ.①R726-44

中国国家版本馆 CIP 数据核字(2023)第 198521 号

策划编辑 徐 翔
责任编辑 蔡梦阳
封面设计 王秋忆
录 音 吕明坤

天使童心话儿外
TIANSHI TONGXIN HUAERWAI
——小儿外科疾病科普问答

出版发行	山东大学出版社
社 址	山东省济南市山大南路 20 号
邮政编码	250100
发行热线	(0531)88363008
经 销	新华书店
印 刷	济南乾丰云印刷科技有限公司
规 格	720 毫米×1000 毫米 1/16
	12 印张 216 千字
版 次	2023 年 11 月第 1 版
印 次	2023 年 11 月第 1 次印刷
定 价	68.00 元

《天使童心话儿外——小儿外科疾病科普问答》
编委会

主　编　李爱武　山东大学齐鲁医院

副主编　王　健　山东大学齐鲁医院

　　　　　李庆浩　泰安市中心医院

　　　　　张正茂　淄博市妇幼保健院

　　　　　张强业　山东大学齐鲁医院

　　　　　王　刚　山东第一医科大学附属省立医院

　　　　　卜照耘　日照市人民医院

　　　　　姜良富　临沂市人民医院

编　委　（按姓氏笔画排序）

　　　　　王　哲　山东大学齐鲁医院

　　　　　王一鸣　临沂市人民医院

　　　　　王东明　山东大学齐鲁医院

　　　　　王传伟　山东大学齐鲁医院

　　　　　王延宙　山东第一医科大学附属省立医院

　　　　　王若义　山东大学第二医院

　　　　　王恒冰　山东第一医科大学附属省立医院

　　　　　尤　阳　山东大学齐鲁医院

　　　　　牛晓光　青岛妇女儿童医院

　　　　　卢光军　潍坊市中医院

　　　　　田茂良　山东第一医科大学附属第二医院

　　　　　邢茂青　青岛大学附属医院

　　　　　曲宏懿　山东第一医科大学附属第一医院

　　　　　任传涛　德州市人民医院

庄　岩　山东大学齐鲁医院

刘　伟　山东第一医科大学附属省立医院

刘　宇　临沂市人民医院

刘　倩　山东大学第二医院

刘　涛　德州市人民医院

刘成良　临沂市中心医院

刘红真　山东大学附属儿童医院

刘京伟　山东大学齐鲁医院

刘继轲　聊城市人民医院

孙小刚　山东大学第二医院

孙丰银　山东大学齐鲁医院

孙宁宁　潍坊市人民医院

严庆涛　潍坊市人民医院

李　杨　山东大学齐鲁医院

李　博　聊城市第二人民医院

李开升　山东大学附属儿童医院

李天友　山东第一医科大学附属省立医院

李国伟　山东大学齐鲁医院

李蕴峰　山东大学齐鲁医院

杨元爱　临沂市妇幼保健院

杨巍伟　山东大学齐鲁医院

吴茂军　山东第一医科大学附属第二医院

宋国鑫　威海市立医院

张士松　山东大学附属儿童医院

张圣令　山东大学齐鲁医院

张寒冰　山东大学齐鲁医院

陈　帅　山东大学附属儿童医院

陈骏飞　山东大学齐鲁医院

陈鲁秋　山东大学齐鲁医院

陈嘉伟　山东大学齐鲁医院

武靖华　德州市人民医院

明　明　泰安市中心医院

周　健　潍坊市人民医院

周　鹏　淄博市妇幼保健院

封志强　泰安市妇幼保健院

赵　鑫　山东大学齐鲁医院

赵景全　淄博市妇幼保健院

郝希伟　青岛大学附属医院

胡元军　山东大学附属儿童医院

侯培民　山东大学齐鲁医院

姜宏志　威海市妇幼保健院

宫　杰　山东大学齐鲁医院

耿　磊　滨州医学院附属医院

徐　跃　山东第一医科大学附属第一医院

徐　蒙　临沂市中心医院

曹体祎　郓城县人民医院

康　超　枣庄市立医院

鹿洪亭　青岛妇女儿童医院

阎景铁　枣庄市立医院

傅廷亮　滨州医学院附属医院

靳少彬　山东大学齐鲁医院

薛恩达　聊城市人民医院

穆维靖　山东大学齐鲁医院

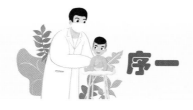

新时代医者的使命担当

——为百姓打造有温度的医学科普

　　党的二十大报告指出，人民健康是民族昌盛和国家富强的重要标志，要把保障人民健康放在优先发展的战略位置，完善人民健康促进政策。

　　"科技创新、科学普及是实现创新发展的两翼，要把科学普及放在与科技创新同等重要的位置。"习近平总书记这一重要论述，为新时代医者做好医学知识普及工作指明了前进方向、提供了根本遵循，那就是传播健康理念，力求让主动健康意识深入人心。

　　"科普，从病人中来，到百姓中去。"山东省研究型医院协会响应国家"全民大健康""科普创新"等一系列战略规划，借助实力雄厚的专家团队，在山东大学出版社的牵头下编纂的"医万个为什么——全民大健康医学科普丛书"问世了。丛书以向人民群众普及医学科学知识，提高全民科学素养和健康水平为根本宗旨，不仅可以在人们心中种下健康素养的种子，还能将健康管理落到实际行动上，让科普成为个人的"定心丸"，成为医生的"长效处方"，进而成为全民大健康的"防护网"。

　　传递医学科普，是一种社会责任。医道是"至精至微之事"，习医之人必须"博极医源，精勤不倦"，此为专业之"精"；有高尚的品德修养，以"见彼苦恼，若己有之"感同身受的心，策发"大慈恻隐之心"，进而发愿立誓"普救含灵之苦"，这是从医情怀。有情怀，才有品位；有情怀，才有坚持。国际上，很多医学大家也是科普作家。例如哈佛医学院教授、外科医生阿图·葛文德所写的《最好的告别》，传递出姑息治疗的新思路。世界著名的顶级学术期刊《自然》(*Nature*)《科学》(*Science*)创立之初,就秉持科普色彩,直至今日,很多非专业读者仍醉心其趣味性和准确性。在我国,越来越多的医学专家和同仁也开始重视科普宣教,经常撰写科普作品,参加科普访谈,助力科普公益活动,引领大家的健康生活理念,加强疾病预防。

杏林春暖,有百姓健康相托,"医万个为什么——全民大健康医学科普丛书"创作团队带着一份责任和义务,集结100多个医学专业委员会,由百余位医学名家牵头把关,近千名医学一线人员编写,秉持公益科普的初心和使命,以心血成此科普丛书。每一本书里看似信手拈来的从容,都是医者从医多年厚积薄发的沉淀。参与创作的医者们带着情怀和担当参与到这项科普工程中,他们躬身实践、博采众长、匠心独运,力求以精要医论增辉杏林。

创作医学科普,是一种专业素养。生命健康,是民生大事。医学科普,推崇通俗,但绝不能低俗。相比于自媒体时代各种信息、谣言漫天飞的现象,这套丛书从一开始的定位就是准确性和科学性,绝不可有似是而非的内容。在内容准确性和科学性的基础上,还力求语言通俗易懂。为此,本系列丛书借鉴"十万个为什么"科普丛书,采取问答形式,就百姓关心的健康问题答惑释疑,指导人们如何科学防治疾病。上到耄耋老者,下至认字孩童,皆能读得懂、听得进,还能用得上,力倡"每个人是自己健康第一责任人"。

推广医学科普,是一种创新传播。科普,不是孤芳自赏,一定要能够打动人心、广泛传播。这就要求有创新、有温度的内容表达方式和新颖的传播形式。内容上,本套丛书从群众普遍关心的问题出发,突出疾病预防,讲述一些常见疾病的致病因素,让读者了解和掌握疾病的预防知识,尽量做到不得病、少得病,防患于未然。一旦得了病,也能做到早发现、早确诊,不贻误病情和错失救治良机。在传播方式上,为了方便读者高效利用碎片化时间,也为了让读者有更多获取健康知识的途径,本套丛书在制作时把每部分内容都录制成音频,扫码即可听书。为保证科普的系统性,丛书以病种划分为册,比如《心血管疾病防治问答》《内分泌与代谢疾病防治问答》《小儿外科疾病防治问答》等,从而能最大限度地方便读者直截了当地获取自己关心的科普内容。最终形成的这套医学科普丛书既方便读者查阅,又有收藏价值,还具有工具书的作用。

　　坚守医学科普,还需要有执着的精神。医学科普的推广、普及并非一日之功,必将是一项长期性、系统性的工程,我们将保持团队的活力和活跃性,顺应时代发展,不断更新知识,更好地护佑百姓健康。

　　这样一群有责任、有情怀、有坚守、有创新的杰出医者为天下苍生之安康所做的这件事,看似平凡,实则伟大。笔者坚信,他们在繁忙的临床、科研、教学工作以外耗费大量心血创作的这套大型医学科普丛书,必将成为医学史上明珠般的存在。不求光耀医史长河,但求为百姓答疑解惑,给每一位读者带来实实在在的健康收益。

中国工程院院士　张运

2023 年 4 月

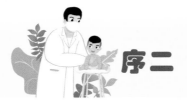

让医学回归大众

　　欣闻"医万个为什么——全民大健康医学科普丛书",这套由近千名医学领域专家和临床一线中青年医务人员撰写完成的丛书即将付梓,邀我作序,幸何如之。作为丛书总策划、总主编胡三元教授的同窗挚友,能先一睹著作,了解丛书撰述缘由,详读精心编写的医学科普内容,不禁感叹齐鲁医者之"善爱之心"及医学科普见解之独到。

　　庞大的丛书作者背后是民生温度。从医三十多年,我始终认为大众健康素质和健康意识的提高,是健康中国建设的重要内容。作为医生,应该多写科普类文章,给老百姓普及健康和医学知识,拉近与人民群众的距离,让科普成果切切实实为百姓带去健康福祉。

执好一支笔,写好小科普

　　医疗是一个专门的领域,由于人体的复杂性,注定了疾病本身往往是非常复杂的。虽然自 19 世纪以来,医学随着科学技术的现代化而飞速发展,人类攻克了很多疾病,但仍有许多疾病严重威胁着人类健康及生活质量。

　　医防融合是一个老话题,但不应只定格在诊室,还要延伸到诊室外,让医学科普知识融入百姓的日常生活,成为百姓的家居"口袋书",对防病更能起到重要作用。

　　普通民众的医学知识毕竟有限,在生活水平日益提高的当下,健康无疑是最热门的话题之一,可很多民众的防病及治病方式存在诸多误区,有些方法甚至还有害无益。

得益于互联网传播和智慧医疗的日益发达,许多执业医师走上了科普道路,为民众普及健康常识,提高全民的健康素养。创作医学科普对大众健康有利,而对医者而言,也能丰富自己的知识,精细化自己的思维,在医学求知路上不断前进。"医万个为什么——全民大健康医学科普丛书"作为科普知识的大集锦,依托山东省研究型医院协会雄厚的专家团队,凝聚起了近千名专家和中青年医学骨干力量,掀起"执好一支笔,写好小科普"热潮,在新世纪的今天,可谓功不可没,意义深远。

编好一套书,护佑数代人

科普不仅能够预防疾病的发生,很多已经发生的疾病也能够通过科普获得更好的预后。从这个意义上说,医生做科普的意义绝不亚于治病。从落实健康中国战略,到向世界发出大健康领域的"中国之声",在疾病防治上,我国医者贡献了不少中国智慧和中国方案。

"医万个为什么"脱胎于我们小时候耳熟能详的"十万个为什么"科普丛书,初读就觉得接地气、有人气。丛书聚焦的问题,也全部是与百姓息息相关的疾病疑难解答,全面、权威、可信、可靠。

尤让我耳目一新的是这套丛书创新性地采取了漫画插图以及音频植入的方式,相比单纯的文字阅读,用画图和语音的方式向读者介绍,会更直观。很多文字不易表达清楚的地方,看图、听音频会一目了然、一听而知,能切实助推健康科普知识较快为读者所掌握,不断提升大众对健康科普的认同感,相信丛书出版后,也会快速传播,成为百姓口口相传的"健康锦囊"。

凝聚一信念,擘画大健康

一头连着科普,一头连着百姓;一头连着健康,一头连着民生。

毫无疑问,"医万个为什么——全民大健康医学科普丛书"的编者们举山东之力,聚大医之智,以"善爱之心"成此巨著,已经走在了医学科普传播的最前沿,该丛书在当代医学科普领域堪称独树一帜之作。

我也殷切希望,医者同仁能怀赤子之心,笔耕不辍,医防融合,不断践行"让医学回归大众"的使命,向广大人民群众普及医学知识。期待本丛书成为护佑百姓健康的"金字招牌",为助力健康中国建设做出应有贡献。

最后,向山东省研究型医院协会及各位同仁取得的成绩表示钦佩,并致以热烈的祝贺。

中国工程院院士 宁光

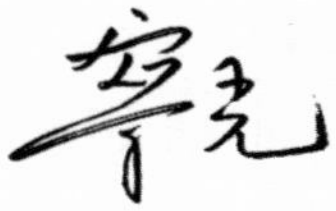

2023 年 5 月

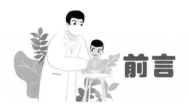 前言

　　小儿外科是一个以年龄划分的学科,也是一个将外科学与儿科学相交叉的复合学科。它不是成人外科的"缩小版",而是一个具有特殊性和复杂性的专业学科。

　　小儿外科治疗的疾病以先天性畸形为主,其次为外科感染、外伤等,涵盖儿童的各个系统,可以分为小儿普外科、小儿泌尿外科、小儿胸外科、小儿骨科、小儿肿瘤外科、小儿心脏外科、小儿神经外科、小儿头颈外科以及新生儿外科等亚专业,涉及相关疾病繁多且复杂。绝大多数家长对小儿外科相关疾病的知识相对匮乏或不甚了解。因此,出版一部由专业小儿外科医生撰写的小儿外科的科普书是非常必要的。

　　此次,受胡三元教授委托后,我组织了许多知名小儿外科医生共同编写出版了《天使童心话儿外——小儿外科疾病科普问答》一书;本书将以简易通俗的语言、生动丰富的图画向各位家长介绍小儿外科常见疾病的相关知识,为家长答疑解惑,更好地护佑广大儿童的健康成长。另外,本书个别外文单词或字母缩写暂无正式中文译名,为避免讹误,未翻译为中文。

　　"道阻且长,行则将至;行而不辍,未来可期。"我相信,小儿外科的科普工作将会随着这本书的出版迈入一个新阶段,为广大儿童的健康成长保驾护航。

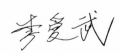

2023 年 10 月

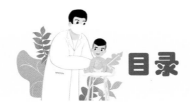

目录

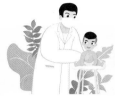

新生儿期常见外科疾病

幽门肥厚

1.什么是幽门肥厚？

幽门肥厚是新生儿外科的常见疾病，全称为肥厚性幽门狭窄。人体的胃有入口和出口，其中入口叫作贲门，出口叫作幽门。幽门肥厚指的是幽门的肌层肥厚，导致胃流出道梗阻，即胃的出口被堵住了。

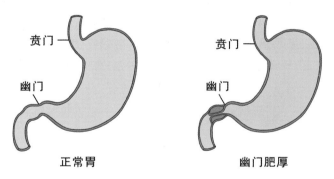

正常胃　　　　　　　　　　幽门肥厚

2.幽门肥厚患儿有什么临床表现？

幽门肥厚主要的致病原因是幽门肌层不明原因的异常增厚使幽门管腔狭窄，导致胃内容物不能顺畅通过。该病患儿主要表现为频繁呕吐。大多数患儿在出生后 2～4 周出现呕吐症状，极少数会在出生后 1 周内或出生后 4～5 个月出现呕吐症状。

多数患儿表现为吃奶后半小时即发生呕吐，开始为少量溢奶，逐渐转为大口喷射样呕吐，呕吐物为奶汁或奶块，少数可因胃黏膜出血而带有咖啡样呕吐物。呕吐后患儿饥饿感强、食欲好,但每食必吐。细心的家长还可以发现患儿上腹部有能蠕动的"大包",即为胃出口梗阻造成的胃型和蠕动波。

长期呕吐会对患儿造成很大影响,如大小便减少、消瘦、营养不良,呕吐物还可能呛入呼吸道从而导致吸入性肺炎,严重呕吐者可合并脱水和电解质紊乱。

3.如何治疗幽门肥厚?

该病患儿应尽快实施手术治疗。虽然应用药物的保守治疗,可待增厚的幽门肌层自然消退后缓解呕吐症状,但过程复杂、治疗时间长,存在不良反应,目前已很少使用。幽门环肌切开术是最常用的手术方法,指的是将肥厚的肌肉切开,分为传统的开腹手术和现在比较流行的腹腔镜手术,这两种手术方式均可缓解幽门管所受的压迫。

4.幽门肥厚术后家长应如何护理患儿?

无论是开腹手术还是腹腔镜手术,手术时间均较短,术后患儿很快能进食。一般来说,患儿术后第一天即可拔除胃管,开始进食,每日逐步增加奶量,3～4天逐渐恢复到正常喂养奶量。家长给患儿增加奶量时应缓慢进行,禁止暴饮暴食,并应密切关注患儿是否还存在呕吐情况。与保守治疗方法相比,手术治疗疗程短、效果显著,因此家长应该打消惧怕手术治疗的顾虑。

(陈帅　胡元军)

胃扭转

1.什么是胃扭转?

胃扭转是指各种原因引起的胃部异常旋转,会导致胃内出现梗阻的症状,根据病程的快慢可分为急性胃扭转和慢性胃扭转。急性胃扭转指胃扭转360°以上,可发生梗阻及坏死,严重时会危及生命,但较为罕见。慢性胃扭转临床常见,多发生于2个月以下的小婴儿,年龄越小,发病率越高。根据旋转方向不同,胃扭转可分为器官轴型、系膜轴型、混合型三种类型,包括绕贲门和幽门纵轴旋转,绕胃大弯和胃小弯中点连线(横轴)上下旋转,或两者皆有。

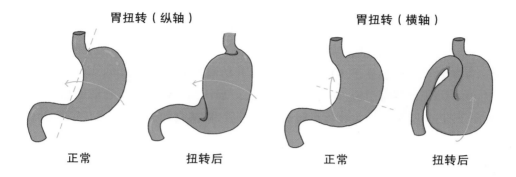

胃扭转（纵轴）　　　　　　　　　胃扭转（横轴）

正常　　　　扭转后　　　　正常　　　　扭转后

2.孩子为什么会得胃扭转？

胃周围有起固定作用的四条韧带，若这些韧带出现先天性缺失、松弛或过长的情况，再加上胃运动功能异常，如吃饱后胃重量增加，就会导致胃出现扭转的情况。另外，胃的固定位置出现异常，如周围的食管裂孔、膈肌的先天畸形等情况也会继发性导致胃扭转。

3.胃扭转有什么临床表现？

总体来说，患儿的症状取决于胃梗阻和旋转的程度。其主要表现是呕吐，且患儿呕吐后仍有较好的食欲。急性胃扭转发病急、进展快，患儿可能出现腹痛、腹胀、剧烈哭闹，甚至休克的情况，有较高的死亡率。慢性胃扭转症状常不典型，患儿可出现嗳气、恶心、呕吐、上腹部不适等慢性胃病症状。

4.孩子得了胃扭转应怎样治疗？

发病年龄和疾病症状不同，其处理方法也不同。

新生儿胃扭转可采用体位疗法，喂奶前尽量防止患儿哭闹，以免吞入空气；喂奶时将患儿上半身抬高并向右侧侧身，喂奶后保持原位，拍背数次，以排出胃内积气。

年龄较大儿童的慢性胃扭转可给其稠厚饮食，配合头高脚低右侧卧位和体外按摩，一般可自行复位。

急性胃扭转一般应进行急诊手术，整复扭转的胃，还应查明病因并予以矫治，若未能找到病因可行胃固定术。

5.胃扭转手术前后家长要如何护理患儿?

确诊为急性胃扭转后需尽快手术,这是降低死亡率的关键。术前应禁饮食,早禁食可争取急症手术时间。手术后开始喂养时间不宜过早,应严格遵医嘱,观察并记录胃管引流液量及颜色、性质;开始喂养后,食物应逐渐增加,增加频率不宜过快,从流质食物逐渐过渡至半流质、固体食物。此外,家长可督促患儿活动,以促进胃肠道功能恢复。

6.胃扭转的预后如何?

慢性胃扭转预后较好,经过体位和饮食疗法后,新生儿一般在 4~6 个月症状可逐渐消失,胃扭转自行复位。

急性胃扭转预后取决于诊断治疗时间,越早诊断治疗预后越好,诊断不及时可导致严重后果,家长需警惕。

(陈帅　胡元军)

胃壁缺损

1.什么是先天性胃壁缺损?

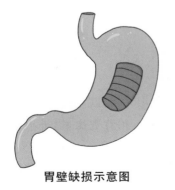

胃壁缺损示意图

先天性胃壁缺损是小儿外科急腹症中最为严重的疾病之一,多因胚胎发育障碍导致胃壁肌层缺损,较少见。该病常在发生胃穿孔后才就诊,患儿大多于出生后 2~5 天即发生胃部穿孔,主要见于新生儿,且多发生于早产儿。该病起病急、发展快,可引起严重的呼吸循环障碍和感染性休克,是一种死亡率高达 50%~80% 的小儿外科疾病,一旦确诊应尽早手术。

2.先天性胃壁缺损是怎么形成的?

关于先天性胃壁缺损的病因有以下几种说法:一是胚胎发育异常导致胃壁肌层缺损;二是胃壁局部缺血导致胃壁血运障碍,使黏膜肌层受损;三是胃内压增高出现胃扩张，最后导致胃壁肌层缺损处破裂。

简单来说，胃壁缺损处只有黏膜层，没有肌层（正常人的胃壁有三层肌肉），薄如纸张，就像没有外壳保护的鸡蛋一样脆弱。

3.孩子得了先天性胃壁缺损会有什么表现？

患儿常在出生后 2～5 天发病，部分患儿在穿孔前出现腹部膨隆、阵发哭闹，随着腹部越来越大，会逐渐出现皮肤紧张、发亮，变得拒奶、呕吐，呕吐物为黄绿色或咖啡色，之后患儿精神萎靡，呼吸、心率均增快。一旦发生穿孔，患儿表现为腹胀突然加重、横膈抬高，并影响呼吸，很快出现气急、呼吸困难的情况，随病情进展出现发绀、皮肤发花等休克表现，全身情况迅速恶化。孩子一旦有上述其中一种症状，就应及时就医。

4.孩子诊断为先天性胃壁缺损该如何治疗？

由于先天性胃壁肌层缺损属危重急症，一经确诊存在胃肠穿孔应尽早手术探查，彻底清除病灶，并结合有效的抗感染、抗休克和营养支持治疗，可提高治愈率。

5.先天性胃壁缺损手术前后家长应如何护理患儿？

这是家长很关心的问题。首先，家长发现症状应及时就诊，以免延误加重病情，错过最佳治疗时间。其次，就诊前患儿应停止饮食，避免胃部压力过大，加重穿孔。最后，术后配合医生护士做好护理工作，当患儿的残留胃较小时，采取少量多餐的方式经口喂养。在极端情况下可通过鼻胃管、鼻肠管间歇或持续输注肠内营养液，使患儿在较长时间内逐渐适应肠内营养，并最终经口进食。

6.先天性胃壁缺损的预后如何？

既往报道本病病死率高达 50%～80%，患儿常死于脓毒血症及感染中毒性休克，预后还与下列因素相关：

（1）发病时间越早提示病变越严重。

（2）就诊越晚，预后越差，病程大于 12 小时病死率明显升高。

（3）病变面积越大，越易导致脓毒血症和感染中毒性休克，并进展为弥散性血管内凝血（DIC）与多器官功能衰竭。

（4）早产儿、低体重儿预后更差。

近年来,国内的新生儿内科、外科专业水平取得了明显进步,越来越多的患儿能获得及时手术治疗,新生儿重症监护室(NICU)可以在手术前、后为患儿实施更加细致、周密而强有力的综合管理措施,使本症患儿的预后有所改善。新生儿代偿能力强,大部分胃切除病例仍可望正常生长发育,但远期并发症可能出现生长发育迟缓、缺铁性贫血、脂肪泻等,常见于残留胃过小的患儿。

(曹体袆)

肛门闭锁

1.什么是肛门闭锁?

肛门闭锁又称"锁肛""无肛门症",是新生儿比较常见的一种消化道发育异常,男童多于女童。它主要表现为在孩子正常肛门开口的地方没有肛门。有一部分孩子的肛门会开口于其他位置,如会阴、前庭,或者是开口于尿道等部位;也有一部分孩子出生后肛门会先天狭窄或偏离正常肛穴的位置,这都属于肛门闭锁的范畴。如果孩子没有肛门,或是肛门开口于其他位置,就会导致排便异常,还会引起严重的腹胀,危及生命。

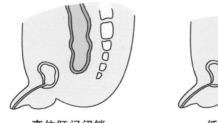
高位肛门闭锁
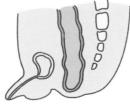
低位肛门闭锁
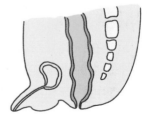
正常肛门

2.新生儿为什么会得肛门闭锁?

肛门闭锁是一种先天的发育缺陷,具体原因还不清楚。该病发生在妈妈怀孕的第4～8周之间,可能与妈妈在这段时间接触了有害的化学物质、药物,病毒感染等原因有关。当然,该病也受遗传因素的影响。这些因素可导致大肠的末端没有形成正常的肛门,最终导致肛门闭锁。

3.产前检查能发现孩子患有肛门闭锁吗？要怎么预防该病？

虽然产检技术在逐年提高，但孩子的肛门藏在臀部中间，比较隐蔽，很难在孕期超声检查中发现。想降低孩子肛门闭锁的发生率，孕妇只能注意规律产检，避免接触有害物质，避免感冒等疾病。

4.孩子得了肛门闭锁有哪些表现？

若新生儿出生后 24 小时没有排胎便，之后开始出现腹胀、呕吐、开奶困难的情况，家长就要警惕了。这时应及时进行新生儿体格检查，如果在会阴部没有正常的肛门，或是男童的胎粪由尿道排出，女童的阴道口有异常开口排便，就可能是肛门闭锁。如果异常开口比较大，有些新生儿也会在出生一个月以后出现排便困难、腹胀、喂养困难、体重增加缓慢，这时应及时找专业的小儿外科医师检查，判断孩子是否患有肛门闭锁。

5.孩子得了肛门闭锁能治好吗？

手术治疗是肛门闭锁的唯一治疗方法，根据肛门闭锁的类型有不同的手术方式。单纯低位的肛门闭锁，只需要在新生儿出生后做个简单的肛门成形手术就可以了。但是复杂的、高位的肛门闭锁，可能需要在新生儿时期先做个造瘘手术，解决排便问题，等到 3 月龄以后，再做肛门成形手术。近年来，随着腹腔镜微创手术的推广，创伤小、恢复快、肛门功能保留多的微创手术给更多的患儿带来了良好的治疗效果。

（牛晓光）

肠闭锁

1.什么是肠闭锁？

肠道是一个管腔器官，肠闭锁是指从十二指肠到直肠间发生的肠道先天性闭塞，是新生儿外科中一种较常见的消化道畸形。其发病原因可能有：①胚胎发育阶段实心期中肠空心化不全；②胎儿期肠管的血运障碍，如胎儿发生肠扭转、肠套叠、胎粪性腹膜炎、肠系膜血管发育畸形等导致部分肠管血运障碍，使肠管发生坏死,而形成肠闭锁。

肠闭锁有两种病理形态:一种为膜状闭锁,即肠管内有一隔膜将肠腔隔断形成闭锁,外观仍保持其连续性;另一种为肠管外观失去其连续性,或仅有一纤维索带相连,梗阻两端肠管均呈盲端。单一闭锁较多见,另有 10%～15% 的病例为多发性闭锁。肠道的任何部位都可以发生闭锁,以回肠最多见,其次是空肠和十二指肠,结肠闭锁较少见。

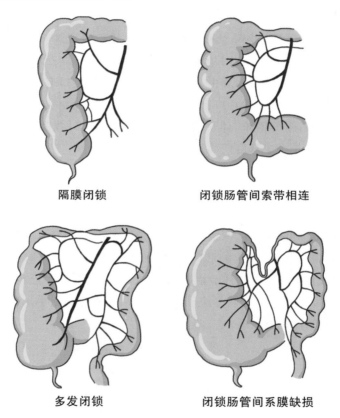

隔膜闭锁　　　　　　　　　闭锁肠管间索带相连

多发闭锁　　　　　　　　　闭锁肠管间系膜缺损

2.孩子得了肠闭锁会有什么表现?

肠闭锁是新生儿常见的肠梗阻原因之一,以呕吐为突出表现,患儿出生后数小时即可出现频繁呕吐,呕吐量大,呕吐物大多含有胆汁。另外,患儿无正常胎便排出,或仅排出少量灰绿色胶冻样大便。高位闭锁的患儿一般无腹胀,仅为上腹部轻度饱满,低位闭锁的患儿腹胀明显。

3.孩子得了肠闭锁应该怎样治疗?

先天性肠闭锁如不做手术,则绝无生存希望。手术治疗的早晚,手术前的准备及手术前后的护理,直接影响患儿的预后。

4.肠闭锁的预后如何?

肠闭锁的预后与闭锁位置有关,单纯闭锁、空肠远端和回肠近端闭锁的患儿存活率高,早产儿、低体重儿或并发其他畸形者存活率较低。

（曹体祎）

胆道闭锁

1.什么是胆道闭锁?

胆道闭锁是指肝内、外胆管部分或全部发生闭锁,是一种胆管病变,最终可导致肝衰竭并危及患儿生命。

2.胆道闭锁的病因是什么?

胆道闭锁的病因尚不明确,目前有诸多学说,如病毒感染学说、免疫损伤学说、移植物抗宿主损伤学说、遗传病因学说、发育不良学说。其最直接的原因就是导致早期胆管增生,随后发生纤维化,最后导致胆管消失。

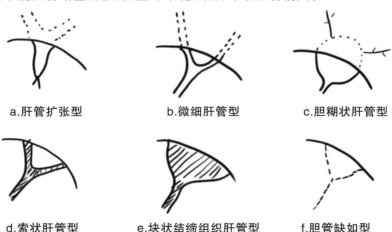

a.肝管扩张型　　　　b.微细肝管型　　　　c.胆糊状肝管型

d.索状肝管型　　e.块状结缔组织肝管型　　f.胆管缺如型

3.孩子得了胆道闭锁会有什么表现?

患儿多为足月生产,出生后1~2周内表现多无异常,往往在生理性黄疸消退后又出现巩膜、皮肤黄染。随着日龄增长,黄疸持续性加深,尿色也随之加深,甚至呈浓茶色。有的患儿出生后粪便即为白陶土色,但也有不少患儿生后有正常胎便及粪便,随着全身黄疸的加深,粪便颜色逐渐变淡,最终呈白陶土色。约有15%的患儿在生后1个月才排白色大便,病程较长者粪便又可由白色变为淡黄色。这是血液中胆红素浓度过高,少量胆红素经过肠腺排入肠腔与大便相混之故。

随着黄疸加重,肝脏也逐渐增大、变硬,患儿腹部膨隆更加明显。3月龄患儿的肝脏可增大平脐,同时出现脾脏增大。病情严重者可有腹壁静脉怒张、腹水、食管静脉曲张破裂出血等门静脉高压的表现。一般患儿在最初3个月内营养状况尚可,但随着年龄增加、病程进展,逐渐出现营养不良发育障碍。因胆管长期梗阻,患儿会出现胆汁性肝硬化,导致肝功能受损而出现脂肪及脂溶性维生素吸收障碍。若早期不治疗,多数患儿会在1岁以内因肝衰竭而死亡。

4.孩子得了胆道闭锁都需要做哪些检查?

(1)血生化检查:胆道闭锁患儿由于严重的肝内胆汁淤积引发肝损伤,其血生化会出现明显的异常,主要表现为肝功能指标和胆红素指标异常。

(2)超声检查:超声是快速、无创的检查方法,作为一种适用广泛、简单易用的检查方法,尤其适用于小儿胆道闭锁的筛查和诊断。

(3)肝穿刺活检:在各种辅助检查中,肝穿刺活检诊断该病的准确率达100%,其特异性为95.7%,敏感性为100%。但肝穿刺活检是具有损伤性的诊断方法,临床应用受到限制。

(4)胆道造影检查:胆道造影因能清晰显示胆道的结构,是目前明确该病诊断的标准检查方法。该检查可通过腹腔镜或开放手术进行。

5.孩子得了胆道闭锁应怎样治疗?

胆道闭锁治疗需采用手术方法治疗,通常采用Kasai手术以恢复患儿的正常胆流,从而实现肝功能的改善,达到长期存活的目的。若该手术不能使患儿黄疸消退或术后发生胆汁性肝硬化,则肝移植是唯一的治疗方法。

6.孩子进行胆道闭锁手术的最佳年龄是多大?

胆道闭锁患儿的手术年龄是决定其预后的一个重要因素,一般在出生后 60 天内接受手术治疗的效果较好。对于较大患儿(3 个月以上),是否有接受手术治疗的必要,当前还有一定争议。但最新研究发现,手术时患儿年龄大并非预后完全不好,对于年龄较大但肝脏情况较好的部分患儿,Kasai 术后仍有较好预后。另外,需要强调的是 Kasai 术后有很高比例的患儿因胆管炎发作、肝功能损伤而导致预后不佳,因此还是要早发现、早治疗。

（卜照耘）

食管闭锁

1.什么是食管闭锁?

顾名思义,食管闭锁是一种食管中断缺失,一端或两端呈闭锁状态的先天性畸形,常伴有食管气管瘘。该病发病率比较低,3000～5000 个出生婴儿中才会有 1 例食管闭锁发生。

食管闭锁的不同形态

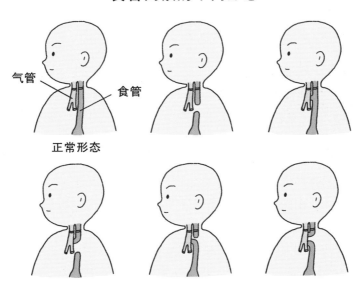

食管闭锁可以说是先天性消化道畸形里最严重、死亡率最高的疾病。所以自小儿外科成立以来,食管闭锁的救治水平一直是一个地区小儿外科水平的标志。近年来随着专业细化,新生儿外科和新生儿内科监护室的不断进步,该病的治愈率有了明显提高,患儿成活率可达95％以上。即使是早产且低体重的患儿,或者长段缺失的严重食管闭锁患儿,也可能被治愈。

2.食管闭锁是怎么发生的?

食管闭锁发生的原因目前还没有明确,作为先天性畸形,它并没有表现出明显的家族性,也就是说,不能确定它的发生过程中有遗传因素的参与。所以,如果第一胎是食管闭锁,患儿家属也不用过分担心之后的孩子会不会有很大概率患病。

3.孩子得了食管闭锁会有什么表现?

由于食管闭锁的患儿不能吞咽羊水,所以在孕期内,食管闭锁的最常见表现就是孕妇羊水增多。出生后,患儿不能吞咽唾液等分泌物,所以表现为口鼻内大量分泌物溢出,口吐泡沫。若一旦开始喂奶,奶液无法经食管进入胃,就会直接进入气管,患儿出现明显呛咳、呼吸困难,甚至有生命危险,迅速清理口腔后会有所改善,但是再喂奶又会重复出现。如果一次进奶过多,就会出现生命危险。其中"V"形食管闭锁比较特殊,患儿的食管是连续的,没有上述表现,往往只表现为进奶过程中呛咳,所以不容易被发现,一般在家长发现孩子反复呛咳、反复肺炎后才会就诊。

4.孩子得了食管闭锁应如何治疗?

治疗食管闭锁的唯一方式就是手术,而且必须尽快进行手术。多数食管闭锁的患儿会有一段食管连在气管上,这种情况的患儿不仅不能吃奶,更危险的是会有强酸性的胃液反流进入气管侵蚀肺泡,导致严重肺炎,如果不及时手术,会导致患儿因不可逆的呼吸道病变而死亡。

手术会把食管接通,把食管气管瘘离断;也会根据食管两端的距离远近选择一期手术或分期手术。绝大多数患儿可以选择一期手术,手术方式有开放手术和胸腔镜微创手术两种。开放手术需要在孩子的右侧胸壁上开一个长约8 cm的切口,把第4、第5肋骨分离撑开。术后关胸需要将两根肋骨融合,长期来看,有可能导致患儿未来有胸廓畸形的风险,如个别患儿会出现脊柱侧弯。而胸腔镜手术只需要在患儿胸壁上打一个直径5 mm和两个直径3 mm的小孔,用胸腔镜进行操作,对胸廓完全没有影响,也几乎没有瘢痕,所以是比较推荐的手术方式。

5.食管闭锁的术后有哪些并发症,预后如何?

食管闭锁之所以是死亡率最高的先天性消化道畸形,不仅是因为它的手术难度高,还因为它的术后并发症复杂。食管闭锁的术后常见并发症从重到轻依次是:①气管软化;②食管瘘复发;③食管吻合口瘘;④食管瘢痕狭窄;⑤肺炎肺不张;⑥乳糜胸。其中气管软化是最严重也是处理最棘手的并发症,需要长期的呼吸支持治疗。因此,食管闭锁术后对早期的护理工作要求非常高,不是患儿家属自己能够完成的,一般需要较长的住院时间,需在新生儿重症监护室内完成。患儿出院后,患儿家长需要做的是注意喂养,如果食管存在狭窄,喂养过快会引起患儿呛咳,反复呛咳会导致肺炎。如果缓慢喂奶仍有呛咳,就要考虑气管食管瘘复发的可能,需要及时复诊。

（陈帅　胡元军）

肠旋转不良

1.什么是小儿肠旋转不良?

小儿肠旋转不良又叫"先天性肠旋转不良",简而言之,就是患儿在胎儿时期,肚子里的肠管在进行正常旋转的过程中因某些原因发生了异常的旋转而导致的疾病,常常引起肠梗阻。病变开始一般发生在孕 6～10 周,肠管在胚胎发育过程中以肠系膜上动脉为轴心的正常旋转运动发生异常或者不完全,具体原因不明。该病多发于新生儿期,发病率在新生婴儿中约为1/6000。

2.孩子得了肠旋转不良一般会有什么症状?

(1)呕吐:是最常见表现,完全性梗阻时发生较早,一般出现在患儿刚出生的几天内,呕吐物中常有胆汁,伴有大便少的情况;不完全性梗阻时发生较晚,常发生于儿童时期,受体位和活动量的影响,可自行复位。

(2)腹痛:经常提示扭转严重且时间长。

(3)便血:提示病情严重,常伴有肠缺血坏死,严重时会危及生命。

（4）腹胀：梗阻部位高，腹胀不明显，或以上腹胀为主，呕吐出现相对早，以胆汁性呕吐多见；梗阻部位低，腹胀更明显，呕吐出现略晚，一旦出现呕吐多为粪汁样、伴有臭味。

（5）脱水表现：由于呕吐过度，常引起水电解质平衡紊乱，出现脱水征象。

3.孩子得了肠旋转不良应如何治疗？

孩子得了肠旋转不良应尽快手术！一般按实际情况分微创和开腹手术，手术中为了避免因日后阑尾位置变化导致的阑尾炎误诊，常同时行阑尾切除术。

4.肠旋转不良的预后如何？

该病总体预后良好，死亡率为 3％～9％，整体病情严重程度对治疗和预后起决定作用。术后对于相关并发症的预防和治疗也是关键，常见的疾病及手术相关并发症包括：①切除坏死肠管过多，导致的短肠综合征，会进一步引发患儿营养吸收不良，不利于成长；②再次扭转的可能；③粘连，有可能会导致患儿在成长过程中反复出现肠粘连致肠梗阻。

总之，无论如何，及时手术是此类患儿救命的唯一手段。

（李庆浩）

脐膨出

1.什么是脐膨出？

脐膨出是一种先天性腹壁发育不全的畸形，部分腹腔脏器通过脐带基部的脐环缺损突向体外，表面盖有一层透明膜。

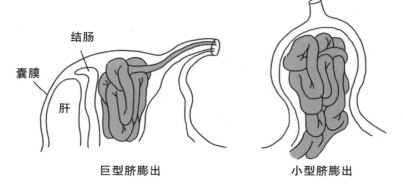

结肠
囊膜
肝

巨型脐膨出　　　　小型脐膨出

2.孩子得脐膨出的原因有哪些?

该病患儿的母亲多为高龄初产妇。目前认为脐膨出是胎儿期脐及腹壁组织发育障碍而使腹腔脏器疝入脐带的外膜造成的,与染色体异常有关,30%～50%的患儿伴有其他先天性畸形,以肠旋转不良、梅克尔憩室、肠闭锁和肠狭窄等最多见。

3.孩子得了脐膨出会有什么表现?

在新生儿的腹部中央可见膨出的囊状肿物,表面有一层半透明的囊膜,透过囊膜可见囊内的腹腔脏器,囊壁一侧与腹壁皮肤连接,囊壁的另一侧延续为脐带外膜。

4.孩子得了脐膨出要怎样治疗?

脐膨出患儿出现体液丢失、热量丧失及体温低下的情况较腹裂少,但仍应尽早治疗,具体治疗方式主要分为保守治疗和手术治疗。

保守治疗:对于一般情况较差,不能耐受手术的患儿,可每天用消毒液涂抹囊膜1～2次进行消毒杀菌、凝固蛋白,使囊膜表面形成干痂,上皮逐渐向中央生长,最终形成腹壁疝,1～2年后择期修补腹壁缺损。但此方法耗时长,风险高,目前很少使用。

手术治疗:对于可耐受手术的患儿,可行手术修补治疗,主要方法有一期修补法、二期修补法及分期修补法。

5.脐膨出的预后如何?

脐膨出的预后主要取决于是否合并其他严重畸形。目前随着新生儿呼吸管理及营养支持的提高,治疗效果明显改善。

（封志强）

腹裂

1.什么是腹裂?

腹裂指先天性腹壁发育异常,是新生儿先天性疾病中的一种,以腹腔内脏通过脐环的一侧(绝大多数为右侧)腹壁缺损脱出腹腔外为特征。目前腹裂形成的原因尚有争论,可能与体腔和腹壁发育障碍有关。有研究提示腹裂的发生可能和孕妇吸烟有关,尤其是孕妇同时使用其他血管收缩剂时,可能会造成该病;也有研究者认为孕妇年龄小,服用避孕药、阿司匹林及毒品等因素与腹裂的发生有关。

2.孩子得了腹裂会有什么表现?

此类患儿多为低体重儿,新生儿出生后即见肠管经脐旁腹壁缺损处突出体外,腹裂患儿的腹壁缺损多位于脐旁右侧腹壁,缺损较小,通常小于 5 cm。患儿脐带完整,缺损与脐带之间可有皮桥存在,缺损周围腹壁和肌层正常;突出体外的脏器以小肠、结肠多见,偶有胃、直肠、膀胱、女性子宫或卵巢、男性睾丸等一起突出体外。患儿突出的肠管没有囊膜覆盖,出生后外露的肠管逐渐出现水肿增厚并覆盖一层纤维素样渗出膜,肠管间相互粘连。由于内脏外露、体液丢失,患儿会出现不同程度的低体温和脱水现象,可有感染、粘连性肠梗阻、胃肠道穿孔和坏死等并发症的出现。此外,腹裂患儿可伴发肠狭窄、肠旋转不良、梅克尔憩室等。

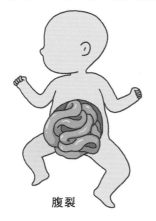

腹裂

3.孩子得了腹裂要怎样治疗?

腹裂的治疗方法只有手术,原则为尽早回纳腹腔脏器。目前常用的手术方法分为一期肠管回纳法和分期修补法。

4.腹裂手术前后家长应怎么做?

对于产前获得诊断的孕妇,应选择有新生儿外科专科医生的产房分娩,保证患儿产后及时得到处理。目前并不主张选择剖宫产。患儿产后应立即从胸部以下放入无菌透明塑料袋交由新生儿外科医生处理。

术前处理措施包括持续保暖保湿、禁食、胃肠减压,行灌肠排出肠内容物、留置尿管、静脉补液、预防应用抗生素等,常规检测生命体征。

术后需常规检测生命体征,密切观察呼吸循环指标、腹部张力、静脉回流等情况,应留置胃肠减压、尿管。可适当给予辅助机械通气及镇静药,如严重影响呼吸循环,应开放腹壁,减缓腹腔压力,延期关腹。

5.腹裂的预后如何?

随着新生儿外科技术的发展,目前腹裂患儿的存活率可达90%以上,多数患儿长期随访预后良好,发育正常,肠管的长度也可接近正常。

（封志强）

新生儿坏死性小肠结肠炎

1.什么是新生儿坏死性小肠结肠炎?

新生儿坏死性小肠结肠炎是新生儿(尤其是早产儿)最具破坏性的肠道炎症性疾病,也是新生儿肠穿孔和全身炎症反应综合征的主要原因,往往累及末端回肠和近端结肠,甚至整个肠道,具有高发病率和高病死率的特征。

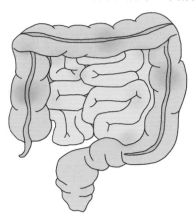

新生儿坏死性小肠结肠炎

2.新生儿坏死性小肠结肠炎的发病原因有哪些?

新生儿坏死性小肠结肠炎的发病原因及发病机制十分复杂,目前尚无定论。早产、低出生体重、肠黏膜缺氧缺血、感染、肠道菌群失衡等因素均与本病的发生密切相关，喂养不当、输血、药物、孕母产前子痫、妊娠糖尿病、羊膜早破、绒毛膜羊膜炎、新生儿先天性心脏病、围产期窒息、低血糖、红细胞增多症、呼吸衰竭、换血治疗等均可能增加本病的发生风险。

3.孩子得了新生儿坏死性小肠结肠炎有什么表现呢？

患儿主要表现为腹胀、呕吐、便血、少吃、少哭、少动、呼吸困难、嘴唇青紫等情况。

（1）腹胀：轻者仅有腹胀，严重病例迅速腹胀如鼓，腹胀一般较早出现且持续存在。

（2）呕吐：可有呕吐症状，呕吐物先为奶液，后逐渐呈咖啡样或胆汁样，早产儿常无呕吐。

（3）血便：开始为水样便，每天5～6次或10余次不等，1～2天后转为血样便，可为鲜血、果酱样便或黑便，早产患儿可不出现腹泻及肉眼可见的血便，仅有大便隐血试验阳性。

4.孩子得了新生儿坏死性小肠结肠炎要怎样治疗？

本病治疗的原则是让肠道休息，避免进一步损伤，减少全身炎症反应。治疗以禁食、胃肠减压、抗感染、营养支持治疗等保守治疗为主，必要时需进行外科手术治疗。其中，20%～40%的患儿需要手术治疗，当患儿发生肠穿孔或者经保守治疗后病情持续恶化，出现腹壁红斑、酸中毒、低血压等情况，意味着需要手术治疗。手术方式包括腹腔引流术、剖腹探查术、坏死或穿孔部分肠切除肠吻合术及肠造瘘术。

5.新生儿坏死性小肠结肠炎的预后如何？

本病不可自愈，患儿需住院接受治疗。发病早期即接受治疗的患儿长期预后良好。病情较重，需经手术治疗的患儿存活率约为50%，接受手术治疗后25%的患儿有胃肠道的长期后遗症，如胃酸分泌过多、短肠综合征、肠狭窄等。早产患儿存活者可能伴有脑室内出血、低氧血症、休克和败血症，严重者可出现神经发育障碍，需定期随访行智力筛查。

6.如何预防新生儿坏死性小肠结肠炎?

(1)预防感染:孕妇应注意孕期卫生,实行孕前计划免疫,增强体质,加强体育锻炼,提高自身免疫力,尽量不到公共场所,避免与病毒携带者接触。

(2)警惕胎儿缺氧:孕晚期养成数胎动的习惯,定期进行胎心监护。

(3)母乳喂养:是预防本病的主要措施之一,应大力提倡母乳喂养作为早产儿的首选饮食方案,母乳中含有多种免疫保护因子如免疫球蛋白、溶菌酶、乳铁蛋白、巨噬细胞、淋巴细胞、中性粒细胞等,有助于增强宝宝胃肠道的免疫防御能力。

(徐蒙)

胎粪性腹膜炎

1.什么是胎粪性腹膜炎?

胎粪性腹膜炎,是胎儿时期发生肠道穿孔造成肠内容物进入腹腔而引起的无菌性化学性腹膜炎。患儿一般在出生后没多久就出现发热、拒奶、哭闹不安、腹胀、呕吐、不排便等症状,是新生儿时期比较严重的腹部疾病,病情危重而且发展很快,需要及时就诊治疗。

2.孩子为什么会得胎粪性腹膜炎?

胎粪性腹膜炎因胎儿时期肠穿孔引起,主要是有以下三个因素:①先天性肠梗阻导致肠穿孔,如肠闭锁、肠狭窄、肠套叠;②肠壁局部血运障碍导致坏死、穿孔;③继发性肠穿孔。

3.孩子得了胎粪性腹膜炎有什么表现?

一般来说,胎粪性腹膜炎胎儿通常有肠管梗阻,影响羊水循环,孕妇可存在羊水过多的现象。一般患儿为早产儿,绝大多数在出生后不久就发病。临床表现主要有两种类型:一种是腹膜炎型,小肠穿孔部位未被包住,一般表现为发高烧、腹胀,并且出现严重呕吐,开奶后肠道完全不通,可能有墨绿色胆汁样或胎粪样的呕吐物,穿孔部位进气可导致张力性气腹、呼吸困难、嘴唇青紫、腹胀如球,严重的有发生中毒性休克的可能;另一种是肠梗阻型,出生后肠管穿孔部位自行闭合,但又存在肠粘连、肠狭窄、肠梗阻或不全性肠梗阻,主要表现为呕吐、腹胀、不排便等。孩子一旦有这些表现,应及时就医,医生一般会给孩子查血常规、血生化,做腹部 X 线、超声检查,或者进一步进行 CT 和磁共振检查以判断孩子的病情。

4.孩子得了胎粪性腹膜炎怎样治疗?

具体的治疗方案主要看孩子的情况,如果孩子没有发热,或腹胀得不明显,说明情况较好,可以保守治疗,如注射消炎针,后续孩子病情变好就不需要再做手术了;如果反复保守治疗还是不好且症状加重,则需要手术治疗。另外,如果孩子情况是发高烧、腹胀明显、呕吐严重,还是应尽早手术。

5.胎粪性腹膜炎患儿的预后如何?

大多数患儿经过及时治疗,预后还是很好的,但如果延误治疗则会有很多并发症,存在较大危害;如果病情很重,也不排除治疗失败的可能性。大部分患儿经过治疗后,一般不会留下后遗症,但是部分孩子因为手术去除的小肠比较多,影响营养的吸收,从而影响孩子以后的发育。

胎粪性肠梗阻

1.什么是胎粪性肠梗阻?

顾名思义,胎粪性肠梗阻是胎儿肠道内的胎粪过于黏稠,导致不易排出或不能排出胎便。这种疾病一般多见于白种人。

2.孩子得了胎粪性肠梗阻有什么表现呢?

胎粪性肠梗阻的患儿通常在出生后 2~4 天发病,表现为不排胎便、腹胀、呕吐墨绿色液体,而且会越来越重,需要及时去医院就诊。

3.孩子胎粪性肠梗阻要怎样治疗? 预后如何?

胎粪性肠梗阻主要有灌肠治疗和手术治疗这两种治疗方式。灌肠治疗必须在放射透视下观测着进行,如果灌肠出现问题需要立即手术,如果灌肠效果不好也需要进一步手术治疗。大部分患儿预后还是很好的,如果合并一些复杂的问题,则手术后恢复起来会困难一些。

(阎景铁)

环状胰腺

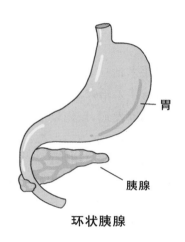

胃

胰腺

环状胰腺

1.什么是环状胰腺?

环状胰腺是一种小儿好发的先天畸形,指胰腺组织呈环状或者钳子状压迫患儿的十二指肠降段,是小儿先天性十二指肠梗阻的原因之一。它还常常合并其他畸形,如十二指肠闭锁或狭窄、肠旋转不良、先天性心脏病、梅克尔憩室、直肠肛门畸形、食管闭锁等,因此孕妇产检时要做好相关疾病的筛查。

2.孩子为什么会得环状胰腺?

这就和儿童胰腺的发育以及与周围的解剖关系有关。胰腺于胚胎第 4 周由十二指肠背侧和腹侧生长而出,背侧的胰腺组织在十二指肠组织的后方向十二指肠左侧生长,腹侧胰腺组织在第 6～7 周于十二指前方生长并且与十二指肠一同向后方旋转,与背侧胰腺组织汇合形成胰腺。如果在这个过程中,背侧生长的胰腺组织发育异常或者融合的过程停滞,最终形成的胰腺则环绕十二指肠降段形成环状胰腺。

3.孩子得了环状胰腺有什么表现?

环状胰腺的症状主要是十二指肠梗阻导致的症状,患儿出现症状的年龄主要取决于环状胰腺对十二指肠压迫的程度,压迫轻者可在婴儿期出现症状,少数患儿可以终身不发病。大部分严重的患儿具有羊水增多史,多在出生后 1～2 天内或第一次喂奶时即出现呕吐,且呕吐一直持续,呕吐物是黄绿色的胆汁样物质,但如果环状胰腺压迫位置靠上,呕吐物也可以是胃内容物和咖啡样物。患儿的肚子会很胀、很饱满,按压时出现痛苦的表情。如果环状胰腺导致十二指肠不完全梗阻且症状出现比较迟,则表现为间接性呕吐,呕吐物多是带酸味的残留食物,吃饭后上腹部饱满、打嗝、嗳气、食欲不佳。环状胰腺的患儿一般都有正常胎粪的排出,但是胎粪量少并且黏稠,排便的时间延长。另外,有些患儿会有黄疸的症状。所以家长一旦发现孩子有这些表现,一定要及时就医,医生一般会开具腹部立位平片以及上消化道造影等检查,来明确孩子环状胰腺的诊断。

4.孩子得了环状胰腺应该怎么治疗呢?

手术治疗是环状胰腺的唯一治疗方法,孩子一旦出现相应的症状,应该尽早进行手术治疗。治疗原则一般是采取手术方式解除十二指肠降段的梗阻及相应的并发症,以恢复十二指肠的通畅。解除十二指肠降段梗阻的手术方式很多,大致可归纳为两大类:一是手术松解梗阻,二是食物转流(捷径)手术。手术松解梗阻往往采用十二指肠至十二指肠菱形侧侧吻合术,多适用于环状胰腺狭小的患儿,这种手术操作简便,更加符合人类本身肠道结构。随着微创外科技术的进步,在腹腔镜下即可完成该手术,进一步减少了手术创伤。食物转流手术多适用于年龄较大或环状胰腺宽厚的患儿。

5.环状胰腺的预后如何?

大多数患儿及时手术缓解十二指肠梗阻症状后,预后良好,生活正常,但如果延误治疗,会有很多并发症,危害较大。所以孩子一旦确诊环状胰腺,一定要尽早治疗,避免出现其他并发症。

(陈嘉伟)

羊膜带综合征

1.什么是羊膜带综合征?

羊膜带综合征是指羊膜的不完全破裂,释放出纤维束或将胎儿与羊膜带粘连、束缚、压迫、缠绕,结果导致胎儿的身体某些部位出现分裂或发育畸形。该病常见部位是头部、躯干和四肢,严重时可引起胎儿死亡。产前的B超检查是诊断羊膜带综合征的重要方法。

2.羊膜带综合征的发病原因是什么?

这是一种先天性疾病,具体发病原因尚不明确。目前关于发病机制有如下说法:

(1)绒毛膜组织纤维带缠绕。

(2)羊膜带的机械性压迫和束缚。

(3)遗传物质异常。

(4)胚胎外胚层破裂。

3.这个病严重吗? 孩子得了羊膜带综合征有哪些临床表现?

羊膜带综合征的严重程度,主要看羊膜带纠缠的胎儿身体部位和密切程度。如果对胎儿某一部位紧密缠绕,胎儿可能会出现肢体残缺,出生后没有手指和脚趾,或出生后伴有残缺手臂和腿,有些患儿的病变肢体可能需要手术切除。羊膜带若是扭曲到了胎儿脐带,会切断胎儿血液供应,导致胎儿死亡。

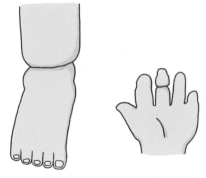

羊膜束带(脚腕和中指)

另外,根据束带嵌入部位及深度可分为四类情况:①束带只陷入皮下;②束带深入筋膜,不影响远端肢体循环;③束带深入筋膜,影响远端肢体循环,可伴神经损伤;④先天性截肢。

4.孩子得了这种先天性疾病该如何治疗?

(1)针对病情较轻的畸形,可鼓励分娩生育,并视情况行外科处理。

(2)针对不危及胎儿生命,但分娩后可能影响胎儿发育和功能的畸形,或者胎儿外科适应证差,无法进行干预治疗的情况,可待胎儿出生后再行治疗。治疗以解除压迫或修复受损血管、神经为主。

(3)胎儿外科技术成熟的医院可行宫内手术。

(4)严重的应终止妊娠。

(明明)

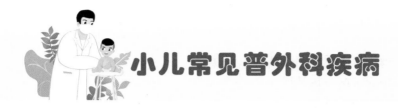

小儿常见普外科疾病

腹股沟斜疝

1.什么是儿童腹股沟斜疝？

腹股沟斜疝,俗称"疝气"和"小肠气"。通俗地讲,就是腹壁(肚皮)上有个"窟窿",由于它的存在,小肠等可以钻进这个"窟窿",这样从表面看就是在腹股沟大腿根部出现一个包块,包块里绝大多数是小肠,挤捏时会有咕噜咕噜的感觉,所以叫"小肠气"。它是小儿外科常见的疾病之一,男女发生比例为3：1～10：1。这一疾病虽然"重男轻女",但女孩子的家长也不能大意,因为女孩的卵巢、输卵管等生殖器官可下落到腹股沟内,严重者可出现嵌顿、坏死的情况,如不及时治疗,后果十分严重。

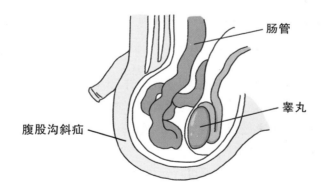

肠管

睾丸

腹股沟斜疝

2.孩子为什么会得腹股沟斜疝呢？

以男孩子为例,在孩子出生前,睾丸起初是位于腹腔内的,随着发育逐渐下降,在孕期 7～9 个月的时候下降到阴囊里。睾丸从腹腔出来的时候会带着一部分腹膜下降到阴囊里,这部分腹膜专业上称为鞘膜,就像是一个袋子一样。正常的孩子在出生时,鞘膜的"袋口"已经被扎紧了,而如果"袋口"没有扎紧或者松开了,就会有东西跑进袋子里,这种情况就是腹股沟斜疝。其实这个病本质就是鞘膜口的未闭合,腹股沟斜疝的袋子里装的一般是肠管或者大网膜。

3.孩子得了腹股沟斜疝会有什么表现?

腹股沟或阴囊部位可复性的包块是该病的典型特征,这类包块往往摸起来光滑,具有一定的韧性,当孩子站立、哭闹、咳嗽等导致腹压增大时,包块可增大,有时候可触及冲击感,而当平卧后包块会缩小甚至消失。当腹腔压力过大或疝囊过大不能还纳时,就会造成内容物的嵌顿、绞窄,甚至引起肠梗阻等严重并发症,危及生命。

4.孩子得了腹股沟斜疝应如何治疗?

对于腹股沟斜疝的治疗,应当根据患儿年龄的不同采取不同的治疗方案:

(1)对于小于 6 个月的孩子,可先观察,因 6 个月之前孩子尚有自愈的可能。但是有一种情况仍需要尽早手术,那就是肠管从疝气口掉入囊袋后无法还纳,这种情况会发生肠管的卡压,严重者会出现肠管坏死,危及生命。因此,如果反复发生这种情况,不需要等到 6 个月,应尽快手术,千万不要因为"疝"小而不为,耽误了治疗时机。

(2)对于大于 6 个月的孩子,基本已经丧失自愈的可能性,因此建议不要拖延,应尽早手术治疗。手术方式有两种:一种是开腹手术,另一种是腹腔镜微创手术。目前流行的手术方式是腹腔镜微创手术,具有切口小、疼痛轻、术后伤口美观且可以同时处理双侧病变的优势。

5.腹股沟斜疝手术后家长应如何护理患儿?

术后 4 小时患儿可以少量饮水,如无呛咳可循序渐进给予少许流食,手术第二天可逐渐恢复正常饮食。手术后第二天患儿可适度下地活动,手术后 1 个月内避免剧烈活动,减少腹压对结扎疝囊口的压迫,防止复发。伤口结痂未脱落前,要保护好伤口,待结痂脱落后(术后 7～10 天),患儿可正常洗澡;手术后 1 个月,患儿应到门诊复查腹股沟斜疝术后恢复情况。

6.腹股沟斜疝的预后如何？

术后大多数患儿预后良好,可以正常生活。当然,如果嵌顿疝治疗不及时,可能会造成严重不良后果。本病术后复发率总体在 $1\%\sim2\%$。

（徐跃）

脐疝

1.什么是小儿脐疝？

小儿脐疝,顾名思义就是发生在孩子肚脐处的一种腹壁疝。小儿脐疝一般发生于 2 岁内的孩子,若 2 岁后还发生这种现象,家长应尽早带孩子去医院检查。

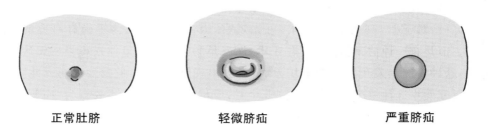

正常肚脐　　　　　　　轻微脐疝　　　　　　　严重脐疝

2.为什么会发生小儿脐疝？

（1）孩子先天肚脐发育不良,肚脐周围的肌肉或筋膜缺损,这是比较常见的原因。

（2）孩子出生后肚脐有一个慢慢愈合的过程,如果护理不当导致感染,也会造成脐疝的发生。

（3）有一些孩子肚脐开始是正常的,但在成长的过程中,由于肚脐相对薄弱,孩子又经常哭闹,或有便秘、咳嗽的问题,使腹压增加,就会导致脐疝。

3.孩子得了小儿脐疝会有什么表现？

最常见的表现是肚脐处有肿物凸出,家长用手指戳的话,会听见有过气声,而且手指还能感觉到有坚硬的组织。在孩子用力、咳嗽或者哭闹时,肚脐处的肿物会增大,而且该处的皮肤很薄,呈现微青色,看起来令人害怕。孩子安静的时候,这个肿物会凸出减轻或者消失。

4.孩子得了小儿脐疝应怎样治疗?

小儿脐疝一般是不用通过药物或者手术治疗的,因为随着孩子年龄的增大,肚脐周围的肌肉会自行发育,一般在 2 岁以内脐疝就可以自行愈合。当出现以下情况,则需要及时就医:

(1)如果疝环大于 2 cm,超过 2 岁仍未自愈,则需要及时手术处理。

(2)如果脐疝出现了嵌顿或绞窄,也就是凸出来以后按压也回不去,颜色变得暗红,一碰孩子就疼,就需要在 24 小时内就医进行手术治疗。

5.孩子得了小儿脐疝家长日常应如何护理?

(1)要尽量让孩子情绪稳定,避免经常大哭大闹。

(2)不要让孩子接触灰尘或其他能引起咳嗽、打喷嚏的物品或食物,尽量避免让孩子感冒,如果孩子有慢性咳嗽要及时治疗。

(3)平时要让孩子多休息,当躺卧或者坐下时要轻推肿物和腹部,避免挤压。

(4)尽量避免剧烈运动,尽量不要让孩子参与需要快速奔跑、久站、久蹲等的活动。

(5)注意调整孩子的饮食,避免发生腹胀或者便秘,可以给孩子多吃一些润肠通便的食物,大便通畅后会减少脐疝的发生。

(6)如果孩子脐部突出严重,家长可用手轻揉突出部位,尽量揉下去,但是太严重的话就要立即就医,及时治疗。

(曲宏懿)

先天性巨结肠

1.什么是儿童巨结肠?

巨结肠又称"肠管无神经节细胞症",是由于直肠或结肠远端的肠管持续痉挛或狭窄,导致粪便无法排出,淤积在狭窄的肠管上方,随着粪便的长期淤积,肠管会反应性增厚、扩张。巨结肠是儿童常见的先天性肠道畸形，根据病变肠段累计的长度，可以分为短段型、常见型、长段型、全结肠型、全肠型等多个不同的病理分型。

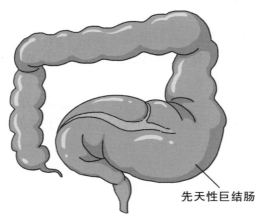

先天性巨结肠

2.孩子为什么会得巨结肠？

巨结肠明确的病因目前尚不清晰，胚胎在母亲体内发育时，如果遭遇了病毒感染、代谢紊乱、胎儿局部的血运障碍或自身基因表达异常等因素，可能会出现肠管处神经发育停顿或神经节细胞变性。没有神经节细胞支配的肠管会失去蠕动功能，该处肠管会一直处于痉挛狭窄状态，该处上方的肠管因粪便淤积而扩张肥厚，导致巨结肠出现。

3.孩子得了巨结肠会有什么表现？

幼儿巨结肠的表现为胎便排出延迟，即患儿出生 24 小时内没有胎便排出或胎便排出极少，也会有腹胀、呕吐等肠梗阻的表现；年长儿童多表现为进行性加重的便秘。患儿排便困难明显，需要应用排便药物或灌肠才能排便。排便后腹胀、呕吐等症状好转，此后再次出现腹胀、便秘，则需考虑本病。严重者可并发小肠结肠炎，出现严重腹胀、呕吐、腹泻，甚至危及生命。

4.孩子得了巨结肠应怎样治疗？

（1）对于症状较轻的患儿，可以应用保守治疗措施，如应用缓泻药物、扩肛等方法辅助排便，定时进行等渗盐水灌洗等。

（2）对于保守治疗无效或者症状较重的患儿，可以进行手术治疗，将狭窄肠段与扩张肠段切除,保留正常肠段,具体手术方式的选择需要根据巨结肠的分型等进一步确定。目前,手术治疗包括经肛手术和腹腔镜手术两种方式,均为微创术式,创伤较小,伤口美观。

(3)对于不能耐受手术或并发小肠结肠炎的患儿,则行结肠造口术,将结肠开口固定至体外。

5.巨结肠手术前后家长应如何护理患儿?

患儿术前需要进行一定时间的灌肠,将肠道中滞留的粪便清除干净。良好的肠道准备有助于手术的尽早进行。患儿的饮食要容易消化,应为少残渣的高蛋白饮食。患儿术后需要禁食一定时间,家长要听从医嘱,在禁食期间不要喂食。此外,术后要做好患儿的肛管护理,清理患儿肛门,避免感染。患儿术后需要进行扩肛治疗,治疗方案需在医生查看过患儿情况后制订。

6.巨结肠患儿治疗后的预后如何?

多数患儿手术后经过较短时间的恢复可以正常进奶,腹胀症状消失,能够自主排便,生长发育可达正常同龄儿水平。部分患儿由于先天发育不良,手术后可能会再次复发,需要再次手术。少数患儿会出现并发症如伤口感染、吻合口瘘、直肠肛门狭窄、便秘、大便轻度失禁等情况。

(李爱武)

胆总管囊肿

1.什么是儿童胆总管囊肿?

胆总管囊肿又称“小儿先天性胆管扩张症”,是临床上最常见的一种先天性胆道畸形,女孩发病率高于男孩。胆总管囊肿主要是指胆总管的一部分呈囊状或梭状扩张,有时可伴有肝内胆管扩张的先天性畸形。目前有研究发现,约有半数患者仅表现为胆总管的梭形或圆柱形扩张,而非巨大的囊肿。另外,除了肝外胆总管的扩张外,约1/4的病例同时合并有肝内胆管的扩张。

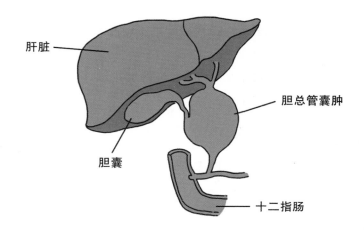

肝脏

胆总管囊肿

胆囊

十二指肠

2.孩子为什么会得胆总管囊肿？

该病病因仍未完全明了，目前主流观点认为胆总管囊肿是一种先天性发育异常，包括肝外胆管在胚胎时期发育异常、胆总管末端梗阻导致胆总管近端继发扩张、胆总管远端神经节细胞发育异常或肌肉发育异常、胰胆管合流异常、遗传致病、多种因素致病等各种假说。

3.孩子得了胆总管囊肿会有什么表现？

胆总管囊肿有三个典型表现，包括腹痛、黄疸及腹部包块，但许多患儿多不同时具有上述的"三主征"。患儿的腹痛多局限在上腹、右上腹或脐周围，疼痛性质以绞痛为多。相当一部分婴幼儿腹痛时常呈头肩向下的跪卧位姿势。黄疸即患儿黏膜黄染，该病黄疸多表现为间歇性黄疸，严重者可出现大便颜色变淡，甚至呈白陶土色，同时尿色深黄。多于右上腹部或腹部右侧摸到一囊性感光滑包块，上界多为肝边缘所覆盖，大小不一，偶见超过脐下接近盆腔的巨大腹部包块病例。

4.孩子得了胆总管囊肿要怎样治疗？

患儿诊断明确后需及时手术治疗。胆总管囊肿患儿根据类型不同，采取的手术方式也不同，有胆总管囊肿外引流、胆道重建等，一般对患儿进行禁食、解痉、抗炎等治疗缓解症状后再行手术治疗。

5.胆总管囊肿手术前后家长应如何护理患儿？

术前饮食上应注意清淡，多以容易消化吸收的食物为主。如果存在其他系统疾病，需行相关检查，术前若有急性症状应及时就诊。术后家长需要注意管道管理及切口护理，避免患儿自行拔出引流管。患儿在饮食上应该注意不要吃辛辣刺激的食物，保持营养均衡，不要暴饮暴食，以免引起消化道的问题，还应多吃水果蔬菜，补充维生素等。

6.胆总管囊肿的预后如何？

胆总管囊肿术后效果与患儿胆总管囊肿的类型有关。对于肝外胆管发育不良的患儿，一般手术效果比较好，患儿术后生活质量高，预期生存时间与常人接近。部分肝内胆管发育不良的患儿一般手术效果较差，预后也欠佳，即使术后患儿症状改善，症状也会复发，术后预期生存时间不长。

（李爱武）

膈疝

1.什么是先天性膈疝？

先天性膈疝是指因一侧或两侧膈肌发育缺损，部分腹腔脏器通过缺损处进入胸腔，从而导致一系列症状的先天性畸形，可分为胸腹裂孔疝、食管裂孔疝、胸骨后疝等，通常是指胸腹裂孔疝。在每万例出生婴儿中（包括活产

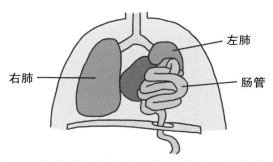

和死产）有 2.5～3.8 例患有该疾病。现代科学技术的进步使其诊治水平取得了很大进展，食管裂孔疝、胸骨后疝的患儿基本都可存活；先天性胸腹裂孔疝的患儿存活率在 87% 以上，但重度者死亡率仍较高，主要原因为患儿常合并不同程度的肺部发育不良。

2.先天性膈疝患儿会有什么表现？

膈疝症状轻重不一,其临床表现与其类型,疝入腹腔脏器的性质、数量和疝入速度,空腔内脏是否嵌顿以及肺发育不良的严重程度有关。患儿可表现为腹痛、呕吐、腹胀,以及停止排气、排便等消化道的急慢性梗阻症状;胃肠疝入受挤压,其内容物反流可引起胸骨后烧灼样疼痛;若脱出胃、肠发生嵌顿粘连,导致腐蚀性溃疡,可引起不同程度的呕血、便血;当疝入的内容物发生嵌顿、绞窄时,患儿可出现发热、脉速、血压下降等中毒或循环衰竭的表现。同时,若大量腹内脏器进入胸腔,使胸腔脏器(肺、心脏等)受压,患儿可出现呼吸困难、发绀和循环障碍,严重者甚至出现休克。

3.孩子得了先天性膈疝应如何治疗？

可耐受手术治疗的确诊患儿均应尽早择期手术治疗。

单纯膈疝可经腹或经胸还纳疝内容物于腹腔,恢复胃和食管正常解剖位置,并修补膈肌缺损。食管裂孔疝还需要进行胃底折叠以避免反流。突然出现哭闹、呕吐等症状的患儿应警惕嵌顿疝,这类患儿疝环较小,极易造成嵌顿绞窄导致肠管坏死,需紧急手术。

高危膈疝新生儿多伴有较严重的肺发育不良及持续性肺动脉高压,出生后紧急手术并不能改善其心肺功能,需先采取改善通气、纠正酸中毒、心功能支持、降低肺动脉压力等措施,待其基本情况好转并稳定后再行手术,可提高生存率。

胎儿期诊断膈疝者应做超声检查以明确有无心脏或其他畸形,并检查是否合并染色体异常。由小儿外科、产科、新生儿科、医学影像科专家等组成的团队对其进行多学科讨论,决定是否终止妊娠,或进行胎儿期治疗,待出生后再手术。

4.手术前后家长应如何护理患儿？

(1)及时就诊,以免延误加重病情,错过最佳治疗时间。

(2)术前注意饮食调节,适当用黏稠饮食;加强护理,预防呼吸道感染;应让患儿多采用半坐位,进食后适当拍打背部,必要时按医嘱服用胃酸抑制剂或胃肠动力药物等以防病情加重。

(3)患儿手术后要注意保暖,取半坐位有利于呼吸循环,同时减轻腹部切口张力,减轻疼痛,减小腹腔脏器对膈肌的压力。

(4)翻身轻拍背部帮助排痰,保持各引流管的通畅,并妥善固定,约束患儿的肢体,防止抓脱;鼓励患儿下床活动,协助婴儿翻身,可有效促进肠道功能恢复,降低腹腔粘连可能。

5.先天性膈疝的预后如何?

不同类型及程度的先天性膈疝患儿的存活概率不一样。胸骨后疝和食管裂孔疝常发生于年龄大的孩子,症状较轻者通过手术都能够得到很好的治疗,存活概率达 99% 以上。一些大年龄的患儿,尤其是孩子超过 1 岁以后,偶然发现的胸腹裂孔疝,治疗后存活概率多数也可以达到 95% 以上。这些手术后的患儿通过 3~4 年的生理恢复,可达到健康同龄孩子的状态。而新生儿的先天性膈疝,尤其是胸腹裂孔疝通常病情严重,多合并肺发育不良,生后即出现明显缺氧,存活概率是 87% 以上。这部分患儿术后需长期随访检测膈肌、胸廓及肺发育情况。另外,小儿先天性膈疝预后与个体差异也有关。

（王刚）

卵黄管畸形

1.什么是卵黄管畸形?

卵黄管是胎儿出生前胚胎发育过程中的一个结构,卵黄管两端连接的胚胎结构最终发育为新生儿的脐部与回肠(远端小肠),应在胚胎发育第 5~6 周后逐渐萎缩、完全退化。如果其退化过程受阻,可导致患儿出生后出现各种类型的卵黄管畸形。

2.孩子得了卵黄管畸形有什么表现?

根据卵黄管未退化的部位,可将卵黄管畸形分为以下几种类型:

(1)脐茸:新生儿脐部有黏膜残留,表现为脐部的红色息肉,有黏液分泌出来,易合并感染。

(2)脐窦:脐部这一端未退化的卵黄管较脐茸更长,表现为脐部的一个凸起,内有黏液分泌,常使周围皮肤糜烂,经久不愈。

(3)脐肠瘘:卵黄管全程未闭合,可见大便及肠液自脐部流出。

(4)卵黄管囊肿:卵黄管两端退化闭合,中段有部分黏膜未退化,分泌黏液形成囊肿。

（5）梅克尔憩室：卵黄管小肠端未闭合，形成小肠憩室，主要表现为无痛性的便血，为黑色稀便，量较大，易引发贫血，可伴有炎症、穿孔，诱发肠扭转、肠套叠、腹内疝时可出现恶心、呕吐、剧烈腹痛等急性肠梗阻表现。

（6）脐肠索带：卵黄管退化不完全，残留下一条纤维索带，如无并发症可无明显不适。

3.孩子得了卵黄管畸形应如何治疗？

（1）脐茸：可先在家中给予碘伏消毒处理，每日 1～2 次，消毒后保持脐部清洁、干燥，数日后大部分患儿脐茸可自行消退，如效果欠佳，需至医院就诊，给予电灼破坏黏膜或手术切除。

（2）脐窦：先控制感染，如化脓严重需切开脓腔，将脓液引出，待炎症控制满意后，再择期手术切除。

（3）脐肠瘘：手术封闭卵黄管两端后完整切除。

（4）卵黄管囊肿：手术中需将囊肿及两端的纤维索带一并切除。

（5）梅克尔憩室：手术切除憩室，必要时需切除一段周围的小肠，再行小肠吻合术。

（6）脐肠索带：手术切除。

4.卵黄管畸形的预后如何？

如无感染、肠瘘（吻合口愈合欠佳）等并发症，则该病预后良好，不影响患儿正常生活。

（陈鲁秋）

梅克尔憩室

1.什么是梅克尔憩室？

梅克尔憩室又称"回肠远端憩室"，是胚胎期卵黄管退化不完全所致的残留物，多位于距离回盲瓣 100 cm 以内的末端回肠系膜对侧缘，是消化道最常见的先天性畸形。

梅克尔憩室

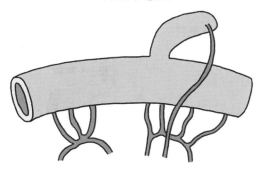

2.孩子得了梅克尔憩室会有什么表现?

梅克尔憩室本身无症状,大多数梅克尔憩室患者可一生无症状,仅 4% ～ 6% 的病例在发生并发症时才出现症状。憩室内异位黏膜的存在和憩室的形态特点是导致并发症产生临床症状的重要因素。最常见的并发症为消化道出血,表现为突然出现的无痛性便血;其次为肠梗阻,其他并发症如梅克尔憩室炎、肠穿孔也时有发生。

3.孩子得了梅克尔憩室应怎样治疗?

对于偶然发现的无症状憩室,只要全身及局部情况允许,应当积极手术切除。有并发症者必须手术治疗,且大多需急症手术。

4.憩室切除手术前后家长需要注意什么?

憩室切除为肠道手术,术前需禁饮食,如并发症严重可能需要行胃肠减压,胃管可引起患儿咽部不适,家长要避免患儿自行将胃管拔出。术后家长要鼓励患儿多离床活动,可起到促进肠功能恢复、减轻腹胀、降低腹腔粘连、减少吻合口瘘发生的作用。

肠重复畸形

1.什么是肠重复畸形?

肠重复畸形是指附于消化道系膜侧、具有与消化道相同结构的球状或管状空腔物的一种先天性发育畸形,最多见于小肠,尤其是回肠。肠重复畸形分囊肿型重复畸形及管状型重复畸形。囊肿型重复畸形又分肠外型和肠内型,管状型重复畸形又分长管样和憩室样。

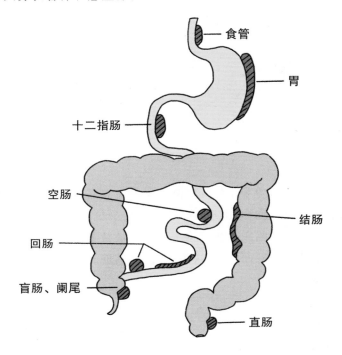

2.孩子得了肠重复畸形会有什么表现?

不同部位的肠重复畸形患儿表现各有不同,主要表现为肠梗阻、消化道出血、腹部肿块、腹痛或腹部不适、肠坏死及腹膜炎、压迫综合征、合并畸形等。

3.肠重复畸形患儿为什么会出现肠梗阻?

腔内滞留的分泌液不断增加,使重复肠管体积增大,压迫正常的主肠管或堵塞肠腔,是引起肠梗阻的最常见原因。另外,肠外型囊肿体积逐渐增大时可因重力作用导致肠扭转,也导致肠梗阻。

4.肠重复畸形患儿为什么会出现消化道出血?

肠重复畸形内腔大多为与本段消化道相同的黏膜,但有 $20\%\sim35\%$ 存在异位的消化道黏膜、胰腺组织,甚至呼吸道黏膜,其中以胃黏膜最多见,从而导致溃疡及出血。

5.孩子得了肠重复畸形要怎样治疗?

肠重复畸形患儿常因并发症就诊,或可能发生严重并发症,所以诊断一旦明确,以优先手术为原则。

（卜照耘）

肛周脓肿

1.什么是肛周脓肿?

肛周脓肿常见于满月前后的小婴儿,该时期婴儿肛周皮肤和直肠黏膜比较娇嫩,易被尿便浸渍损伤而受到细菌侵入,造成肛腺感染,炎症沿肛腺导管穿透直肠进入肛管周围各组织间隙,形成肛周脓肿。该病男婴发生率高于女婴,与一过性雄激素升高有关。

2.孩子得了肛周脓肿会有什么表现?

肛周脓肿患儿主要表现为肛周红肿、疼痛,严重时可有发热等全身症状。肛周脓肿刚开始表现为肛周发红、发肿,并出现硬结,触摸或排便时患儿因疼痛而哭闹不安。之后其颜色逐渐变暗红,并且中央变软,再次触摸时可感觉到皮肤内有波动感,严重时可破溃有脓液引出。

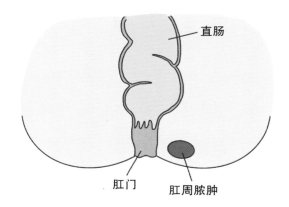
直肠
肛门　肛周脓肿

3.孩子得了肛周脓肿要怎样治疗?

早期可采取保守疗法,如注意局部清洁、温热水坐浴、外用抗生素药膏等,一部分患儿即可治愈。一旦脓肿形成,即触摸时有明显波动感,则应及时携患儿前往医院就诊。目前,肛周脓肿切开引流术为常规治疗方法,即将脓肿切开,将脓液彻底排出,切口内放置引流条,术后应根据医嘱定期换药、更换引流条。

4.肛周脓肿的预后如何?

肛周脓肿切开引流术术后复发率高,可能需要多次手术,并且约一半以上可形成肛瘘。如果患儿表现为肛周局部反复流脓、疼痛、瘙痒等,并且可以触及或探及通道一直通到直肠,则提示患儿可能已有肛瘘形成,应前往医院行进一步治疗。

(鹿洪亭)

肛裂

1.什么是肛裂?

肛裂是小儿便血最常见的原因之一,多由于慢性便秘,排便时干燥、坚硬的大便通过肛管,导致肛管皮肤层裂伤形成小溃疡。

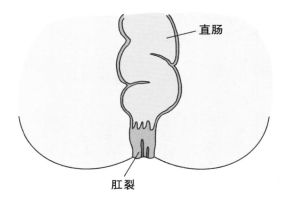

2.孩子得了肛裂会有什么表现?

由于孩子无法准确表达痛苦,发病时主要表现为排便时疼痛、哭闹不安、便血。血液量常不多，一般在排便终末出现几滴鲜血，不是混合在大便内，而是附着在大便的表面，或在便纸上发现有血迹。另外，如果仔细观察肛门，可在肛门皮肤发现小的裂缝，长约 0.7 cm，一般位于肛门前、后正中线上。

3.孩子得了肛裂应怎样治疗？

肛裂治疗的关键在于止痛、促进溃疡愈合，分为保守治疗和手术治疗。对于急性肛裂患儿，一般可通过保守治疗得到治愈，如口服益生菌、调整饮食（吃蔬菜、水果）、使用大便软化剂、温水坐浴、外涂抗生素药膏（如红霉素眼膏）等。对于年龄较大、反复发作、保守治疗无效的患儿，应该采用手术干预，肛裂次侧切术是较常选择的术式，术后应每日换药，避免切口感染。

（鹿洪亭）

肛瘘

1.什么是小儿肛瘘？

小儿肛瘘多是因为新生儿期或婴幼儿期肛门周围感染后引流不通畅形成脓肿，脓肿破溃后遗留瘘管，该瘘管就是肛瘘，也就是说肛瘘是患儿肛周脓肿的"后遗症"。

肛瘘也可以简单理解为肛门内与肛周皮肤相通的一条通道，这个通道一端位于肛腺和肛窦的感染灶，一般称呼它为内口；另一端位于肛门周围皮肤，称其为外口。另外，由于女婴特殊的生理结构，肛管前的组织疏松，脓肿多由此破溃产生通道。

2.孩子得了肛瘘会有什么表现？

一般情况下，绝大多数患儿曾有肛周感染、破溃流脓病史。发病时表现为肛周局部反复流脓、疼痛、瘙痒等，并且可以触及或探及通道，一直通到直肠。

3.孩子得了肛瘘怎样治疗？

肛瘘的治疗分为保守治疗和手术治疗。保守疗法仅适用于新生儿、2～3个月的婴儿及瘘管尚未完全形成的大孩子，平时要注意避免腹泻、便秘，每日可以高锰酸钾溶液坐浴。保守治疗主要是暂时控制进展，可以理解为是一种相对治愈，很容易复发，所以大多数患儿需要手术治疗。

肛瘘分型复杂，应根据患儿肛瘘类型选择不同的手术方式，如瘘管切开术、瘘管切除术、挂线疗法等。挂线疗法具有简单易行、安全有效的特点，为多数临床医生所采用。挂线疗法中使用的橡皮筋脱落时间一般为 7～10 天，术后应严格定期换药，以促进切口愈合。

（麀洪亭）

肝门静脉高压症

1.什么是肝门静脉高压症？

肝门静脉高压症是由于门静脉系统压力持续性增高所引起的一组临床综合征，主要表现为胃底食管静脉曲张伴消化道出血、腹水和脾大合并脾功能亢进。

2.孩子为什么会得肝门静脉高压症？

发生肝门静脉高压症的两个基本原因是门静脉阻力升高和门静脉血流量增加。根据门静脉血流受阻的部位，可分为三类：①肝外型门静脉高压症，小儿以门静脉主干血栓形成所致者最为多见。②肝内型门静脉高压症，根据肝内梗阻的部位又分为窦前性、窦性及窦后性。③肝后型门静脉高压症，如布-加（Budd-Chiari）综合征、严重右心衰和缩窄性心包炎等。

3.孩子得了肝门静脉高压症会有什么表现？

胃肠道出血、脾大和腹水是儿童肝门静脉高压症的主要症状和体征。由于小儿自身生理、解剖和病因的特点，其临床表现与成人不尽相同。一种主要表现是胃肠道出血，由食管曲张静脉破裂所致，是门静脉高压症最常见、最严重的并发症。患儿表现为大量呕血，有时以黑便为首发症状。消化道出血还可发生于胃、十二指肠或结肠。另一种主要表现是脾大和脾功能亢进，早期导致白细胞或血小板减少，晚期发生外周全血细胞减少。另外，腹水多见于肝窦及其以上水平阻塞的门静脉高压症。

4.孩子得了肝门静脉高压症应怎样治疗?

肝门静脉高压症患儿出现食管静脉曲张破裂出血、脾大、脾功能亢进和腹水时,应根据具体病情采取各种方法综合治疗。肝外型门静脉高压症在儿童病例中居多,因其独特的病例和病情转归,尚无法完全照搬成人治疗经验,但对如下两种情况已达成共识:第一,控制急性出血,可选用药物治疗、内镜治疗和气囊填塞治疗,有条件者可考虑经颈静脉肝内门体分流技术,不得已才采用外科手术;第二,预防再出血,多采用药物治疗和内镜治疗,治疗无效时采用外科手术。

(郝希伟)

食管裂孔疝

1.什么是食管裂孔疝?

食管裂孔疝是指除食管之外的腹腔脏器、组织通过扩大的食管裂孔进入胸腔的现象,是一种常见的消化系统疾病。

2.孩子为什么会得食管裂孔疝?

胸腔和腹腔之间有膈肌分隔,膈肌的后部有一孔洞让食管经过,此孔即为食管裂孔,食管通过此孔从胸腔进入腹腔与胃相连。如果这个孔洞太宽松,腹压增大时,胃和周围组织可经此进入胸腔,形成食管裂孔疝。

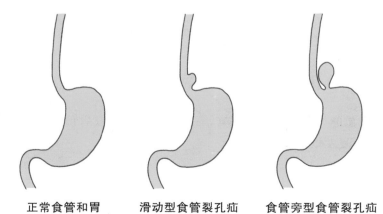

正常食管和胃　　　　滑动型食管裂孔疝　　　　食管旁型食管裂孔疝

发生原因分为先天性和后天性两种情况。

先天因素包括：①食管裂孔周围组织发育不良，食管裂孔较松弛，故疝的内容物易从食管两侧的薄弱处进入胸腔。②胚胎期胃向尾端迁移至腹腔过程延迟：致使胃停留在胸腔内，故有些患儿同时伴有短食管畸形。

后天因素包括：①膈食管韧带退变、松弛。②腹腔内压力升高把部分胃挤向胸腔。③食管挛缩：食管在长期向上牵拉的作用下，部分胃体逐渐进入膈上而致本病。④手术和外伤：引起韧带和膈食管裂孔的松弛，亦能引起本病。

3.孩子得了食管裂孔疝会有什么表现？

（1）呕吐，常自出生后第一周出现反复呕吐。

（2）吐血或便血，有些孩子会因此出现贫血症状。

（3）反复呼吸道感染。

（4）吞咽困难，常在发病时间较长的患儿中出现。

（5）部分患儿可以出现胸痛、胸闷、呼吸急促。

4.孩子得了食管裂孔疝应怎样治疗？

保守治疗：症状轻微食管裂孔疝在发育过程中可以自行消失或好转，可通过饮食调节如选用黏稠饮食、避免饱餐、避免增加腹压等实现。

手术治疗：将进入胸腔的胃体恢复到正常位置，将扩大的食管裂孔修复，避免胃再次进入胸腔，同时胃底折叠避免胃食管反流。随着腹腔镜的开展，目前这个手术可以在微创下完成，有良好的治疗效果。

5.食管裂孔疝手术前后家长应如何护理患儿？

若患儿呕吐，应取侧卧位，避免呕吐物吸入呼吸道，给予黏稠食物，餐后立位拍背或进食后半坐，避免进食刺激性食物，保持大便通畅，避免增大腹压。

6.食管裂孔疝的预后如何？

症状轻微的患儿应先采用保守治疗，保守治疗无效后可选择手术，本病手术预后良好，复发概率较低。

（吴茂军）

胃食管反流

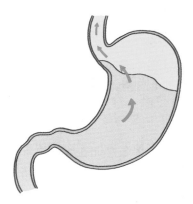

1.什么是胃食管反流?

通俗地说,胃食管反流就是胃内的食物或水反流到食管,有些可到达咽喉部或口腔,是婴幼儿期一种正常的生理过程。一般情况下不需要检查和治疗,但是如果存在长期反流,同时出现症状就需要治疗了。

2.孩子为什么会出现胃食管反流?

正常情况下,食管胃交界处的下食管括约肌、膈肌及附近的肌束和韧带等通过协同作用,在胃食管交界处共同形成一个高压带,从而得到抗反流屏障。这一"屏障"遭到破坏,就会导致胃食管反流。由于小儿处于生长发育阶段,食管括约肌发育欠佳、收缩力弱,哭闹时腹压增加,就会出现反流,在婴幼儿中尤为常见。

3.孩子得了胃食管反流会有哪些表现?

较大的儿童常见症状是胃灼热(俗称"烧心")和反流,不典型症状有胸痛、上腹痛、上腹部烧灼感、嗳气等,还伴随食管外症状,包括咳嗽、咽喉症状、鼻窦炎、复发性中耳炎、哮喘和牙蚀症等。

婴幼儿主要以呛咳、吸入性肺炎等呼吸道感染为主。

4.孩子得了胃食管反流应如何治疗?

孩子得了胃食管反流,以保守治疗为主。

婴幼儿睡眠时应采用仰卧位,家长应少量多餐喂养稠厚食物,喂养后采取竖立位抱、拍背等措施。大龄儿童应少食多餐,少吃高糖高脂食物,多吃容易消化的食物,最好不吃辛辣刺激食物。同时,患儿应配合药物治疗,常用的药有西咪替丁、奥美拉唑、多潘立酮等。患儿经过长时间保守治疗效果不好时,建议手术治疗。最常用的手术方式为腹腔镜下胃底折叠手术,该手术是微创手术,具有创伤小、恢复快的特点。

5.胃食管反流手术前后家长应如何护理患儿?

患儿在睡觉前 4 小时内尽量不要进食,也可以将床头抬高 15 cm。手术患儿常规全麻手术前需禁饮食 4～6 个小时,利于胃排空方便手术;手术后家长需要督促患儿尽早适当下床活动,可有效促进肠道功能恢复。适当运动的同时,家长也要让患儿适当饮水和进食易消化、富含纤维素的食物。

6.胃食管反流的预后如何?

大多数患儿在腹腔镜下胃底折叠手术后,预后良好,反流症状消失,生活正常。部分患儿存留症状,但较术前明显减轻,通过饮食调节、体位改变即可得到改善。极少数患儿术后仍需服用药物配合治疗。因此,发病时间长、症状较明显的患儿,建议手术治疗。

(田茂良)

肠息肉

1.什么是肠息肉?

肠息肉是指肠道内突出的异常生长的组织,在没有确定病理性质前统称为息肉,以结肠和直肠息肉为多见,小肠息肉相对较少。息肉主要分为炎症性和腺瘤性两种。炎症性息肉在炎症治愈后可自行消失;腺瘤性息肉一般不会自行消失,且有恶变倾向。

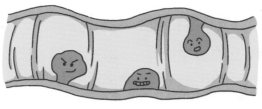

肠息肉

2.肠道为什么会长息肉?

儿童肠息肉的发病原因主要与饮食因素、胆汁代谢障碍、遗传因素及肠炎性疾病、基因异常等有关。一部分患者有家族史,特别是腺瘤性息肉有明显的遗传性,平时爱吃高脂肪、高蛋白、低纤维素食物的孩子容易患肠息肉。

3.儿童肠息肉的特点是什么?

儿童肠息肉多为幼年性息肉,多为单发,且多位于直肠或乙状结肠,息肉体不大,一般不超过 2 cm,表面呈颗粒状,没有沟纹,有细长的蒂,常可脱出肛门外。儿童肠息肉发病以 5 岁左右最常见,男孩多于女孩。幼年性息肉为良性疾病,单发的幼年性息肉,切除后即可治愈,若患儿再出现便血等症状,要到医院进行复查。

4.孩子得了肠息肉会有什么表现?

儿童肠息肉主要表现为大便带血或便后滴血,息肉蒂较长者,用力排便时于肛门口可见肉球,排便后缩回或嵌顿于肛门。儿童肠息肉导致腹痛者较为少见,但息肉导致肠套叠时患儿表现为腹痛。

5.孩子得了肠息肉应怎样治疗?

若孩子小时候有息肉,则长大后会完全脱落、痊愈。因此,若患儿出血量不大,息肉不一定非切除不可。肠息肉的手术治疗主要以电子内镜为主,距离肛门较近者可从肛门外摘除。但有家族性多发性息肉病的患儿,多数息肉发生在直肠的一侧,这种现象多发生在 10 岁左右的孩子中,出血比痢疾严重,癌变也较多,必须把病变部位的直肠全部切掉,并定期复查肠镜。

6.肠息肉手术后家长应如何护理患儿?

肠息肉手术后家长要尽量让孩子保持安静,避免剧烈活动,预防、减轻创面出血。饮食方面应该进食清淡、少渣的食物,尤其是要注意避免辛辣刺激性的食物,大约经过 2 天之后,可逐步恢复到正常的饮食。同时,家长应该注意观察大便的性状、颜色,以判断有没有出血的发生。若大便排出大量的血样物质或者血块,要及时告诉医生。此外,还要观察孩子是不是有持续性的腹部疼痛、发热,警惕因肠壁的损伤或者穿孔导致的急性感染。

(徐蒙)

腹腔囊肿

1.什么是腹腔囊肿?

腹腔囊肿是发生于腹腔内的囊性肿物,内容物为液体成分,主要好发于患儿的肠系膜和大网膜。

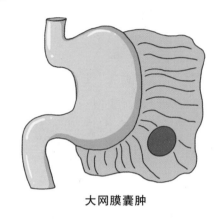

大网膜囊肿

2.孩子得了腹腔囊肿,早期会有什么表现?

患病初期多无明显不适,随着患儿生长,囊肿体积逐渐增大,多数患儿是因家长无意中发现其腹部肿块才去医院就诊。部分患儿囊肿可占据腹腔一半以上,因压迫周围肠管而出现恶心、呕吐、无自主排便等肠梗阻症状。

3.腹腔囊肿患儿如未得到及时治疗可能出现什么症状?

腹腔囊肿壁较薄,且有较丰富的血液供应,如受到剧烈外力损伤可导致囊肿内出血,表现为肿块突然增大、剧烈腹痛等,严重的患儿可因失血过多而出现头晕、乏力等贫血症状;囊肿内出血易引发感染,患儿可出现发热、腹痛、白细胞指标升高等感染表现;如所受外力冲击力度较大患儿可出现囊肿破裂,囊肿内的液体及血液流入腹腔可引发剧烈腹痛、腹胀,导致患儿面色苍白、腹部肌肉持续紧张;如囊肿来源于肠系膜,且体积较大,可牵拉导致周围肠管扭转,患儿表现为剧烈腹痛、恶心、呕吐(呕吐物多伴有黄绿色的胆汁);少数巨大腹腔囊肿的患儿可因囊肿压迫腹腔内血管而导致双侧下肢水肿。

4.孩子得了腹腔囊肿应如何治疗?

手术切除是治疗腹腔囊肿的最有效方式,手术方式要根据囊肿的来源和大小、与周围组织的粘连程度来决定。如患儿为大网膜囊肿,手术切除囊肿和部分大网膜可有效降低复发率。如患儿为肠系膜囊肿,需根据囊肿与周围肠管、系膜的粘连程度来决定手术方式,若囊肿较为孤立,可尝试单纯剥除囊肿;若剥除囊肿后,肠系膜剩余的血管无法维持肠管血液供应,则需将囊肿及周围肠管和系膜一并切除,再将肠管两端吻合连接;若囊肿与周围重要脏器无法分离,则将部分囊肿壁切除,令囊腔与腹腔广泛相通,剩余囊肿壁以电灼、碘酊等方式破坏其分泌能力,减少囊液生成。

5.腹腔囊肿手术后家长需要注意什么?

家长需积极配合医生、护士的宣教,因手术中可能需要进行肠管的吻合,故术后的禁食、禁水尤为重要,应严格遵循医嘱执行。多数患儿术后在自主排便后才可在医生的允许下开始饮食,遵循试饮水(少量多次,第一次可先喝 5～10 mL,如无不适,逐渐加量)→流质饮食(牛奶、酸奶、果汁等)→半流质饮食(蒸鸡蛋糕、烂面条等)→普通饮食(正常饮食)的过渡过程。

(陈鲁秋)

阑尾炎

1.什么是阑尾炎?

阑尾炎根据病史可分为急性阑尾炎与慢性阑尾炎:急性阑尾炎为初次发病,多起病急骤;慢性阑尾炎为急性阑尾炎未经手术切除,炎症减轻后遗留下来的病变,会反复发作,有突然加重急性发作的可能。

2.孩子为什么会得阑尾炎?

这和儿童阑尾的结构有关系:阑尾是一个管状组织,一端与盲肠相通,一端是盲端,儿童阑尾较为细长,如果阑尾腔内粪石嵌顿形成梗阻、分泌物不能排出,就会引发细菌感染而发炎。而且小儿处于发育期,防御力弱,一旦患阑尾炎会发展得更快,更容易恶化。

3.孩子得了阑尾炎会有什么表现?

患儿的典型表现为转移性右下腹痛,即起病初始患儿自诉上腹部疼痛,与胃痛的部位类似,数小时后转移至右下腹,并伴有发热,年龄较小的孩子诉说不清,会说脐周疼痛,拒绝按压腹部。部分患儿可有恶心、呕吐、腹泻、腹胀等症状,查体右下腹伴有压疼,随着病情加重,症状也会加重。家长一旦发现孩子有这些表现,应及时就医。

4.孩子得了阑尾炎应怎样治疗?

阑尾炎有单纯性、化脓性、坏疽穿孔、阑尾脓肿四个病理发展过程,不管哪一种情况,都应该早期手术。如果单纯性阑尾炎早期家长不愿意手术,或者晚期脓肿形成不适合手术,就只能采用非手术抗炎治疗了,但是有复发的可能。女童炎症重会引起输卵管粘连,影响成年后的生育功能,更主张早期手术。

手术治疗有开放手术或腹腔镜切除阑尾炎两种方法。随着微创技术的进展,越来越多家长选择腹腔镜阑尾切除术。腔镜切除阑尾不仅切口小、美观、创伤小,而且有手术中视野清楚,脓液容易清除干净等优点,所以更受欢迎。

5.阑尾炎手术前后家长应如何护理患儿?

(1)发现症状、及时就诊,以免延误加重病情,错过最佳治疗时间。

(2)就诊前停止饮食,常规全麻手术前需禁饮食 4~6 小时,早禁食能争取急症手术时间。

(3)如患儿体温较高(超过 38.5 ℃),在尽快就诊的同时,可为患儿物理降温,不要用止疼药物,以免掩盖病情。

(4)手术后家长要督促患儿尽早下床适当活动,这样可有效促进肠道功能恢复,降低腹腔粘连可能。

6.阑尾炎的预后如何?

大多数患儿及时手术切除阑尾后,预后良好,生活正常,但如果延误治疗,会有很多并发症,危害较大。如果选择保守治疗,好转后有反复发作或者慢性阑尾炎急性发作的可能,所以一旦儿童确诊阑尾炎,最好尽早手术切除。

(陈鲁秋)

膈膨升

1.什么是膈膨升？

膈肌就是把胸腔和腹腔分隔开来的一层肌肉结构，主要功能就是让人呼吸。如果膈肌不正常地变薄、变软，就无法阻挡腹腔器官产生的压力，使膈肌向上抬升，这就是膈膨升，一般发生在一侧。这种病不多见，家长没听说过也不奇怪！该病一般好发于男孩，约占整个患者人群的三分之二。

2.孩子什么情况下会得膈膨升？

膈膨升有两种情况，一种是先天性膈膨升，就是膈肌天生发育不全、薄弱，导致该病。另一种情况为获得性膈膨升，最常见的原因是孩子出生时受到产伤，或者一些胸腔手术造成的膈神经损伤，进一步出现膈肌麻痹、膈肌力量不足，出现了膈肌抬升而发病。现在医疗条件下，产伤发生率很低，但是仍有一些胸腔肿瘤的孩子有可能在接受切除肿瘤的手术后出现获得性膈膨升。部分孩子可以自行缓解，而不能缓解的孩子则需要手术来治疗。

3.孩子得了膈膨升有什么表现？

孩子得了膈膨升不一定出现明显症状，有些甚至是在体检中偶然发现的。膈膨升对这些没有症状的孩子没有影响，不需要进一步评估和干预。

孩子出现症状最常表现于呼吸道和胃肠道。呼吸道的表现可能是比较轻的呼吸过速、肺炎反复，也可能是很重的呼吸窘迫、肺功能受损和肺发育不良，严重情况下可能需要呼吸机帮助呼吸。胃肠道的症状更常见一些，包括呕吐和营养不良引起的生长迟滞，少数病例会出现胃扭转。这些有症状的孩子要及早就医，让医生进行接下来的评估与治疗。

4.孩子得了隔膨升要怎样治疗？

对于没有症状的膈膨升孩子，不需要进一步评估和干预。

对于有症状的孩子，尤其是有严重缺陷的患儿可能在新生儿期就发病了，医生会对其进行内科评估和治疗，包括呼吸支持、营养支持等专业的手段。经过内科治疗，部分孩子可能足以缓解症状而不需接受手术，但仍然有一部分孩子有持续的呼吸道症状、营养不足导致的生长落后或者明显的并发症,这种情况下就需要进行手术治疗了。

5.什么是膈肌折叠术?

膈肌折叠术是治疗膈膨升的有效手段,是微创的腔镜手术。腔镜手术就是在体壁上切开几个(一般 3~4 个)0.5 cm 左右的切口,手术器械经过专用的通道进入胸腔或者腹腔操作,用几排缝线将膈肌松弛处缝合折叠。这样使膈肌变厚,同时也下降到更低的位置,给肺的呼吸活动带来了更大的空间,也使腹腔的器官回到正常的位置。

目前,对于选择胸腔镜还是腹腔镜手术方式,还没有达成共识,具体选择取决于手术医生的专业技能和经验。

(穆维靖)

便秘

1.什么是便秘?

便秘是儿童时期的常见症状之一,发生率为 3%～30%,且多为功能性便秘,主要表现为排便次数减少、粪便干结和(或)排便困难(包括排便费力、排出困难、拒绝排便行为、排便费时,或需药物、手法辅助排便)。

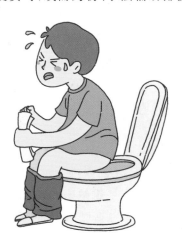

2.孩子正常的排便频率是怎样的?

(1)0～6 月龄的孩子:3～4 次/天。

(2)13～24 月龄的孩子:2 次/天。

(3)25～72 月龄的孩子:1 次/天。

3.孩子便秘的常见原因有哪些?

功能性便秘的主要因素包括膳食纤维摄入不足、饮水不足、缺乏运动等,占儿童便秘的 90%～95%。

导致便秘的其他原因还有肠道神经发育异常、脊髓病变损伤、代谢病、直肠肛门解剖发育异常、药物影响及某些全身性疾病,3 个月以下的婴儿多有可能是器质性病变,需要及时到医院就诊并完善必要的检查。

4.孩子得了便秘会有什么表现?

(1)排便次数少:新生儿表现为大便质地硬,而且每天少于 1 次(不过一些纯母乳喂养的婴儿可能是例外)。较大的孩子表现为,大便质地硬,而且每 3～4 天才排一次大便。小于 2 岁的孩子更多表现为排便时哭闹或排斥排便。

(2)不论什么年龄的孩子,出现大便体积大、又干又硬,而且排便困难的时候,都可考虑为便秘。

(3)大便表面或内部有血。

(4)抑制排便:婴儿表现为弓背;儿童表现为足尖站立,伸腿,前后摇动。

(5)在一次量比较大的排便之后,阵发性的腹痛会减轻。

(6)两次排便之间会出现遗粪,肛门处会发现带有大便颜色的脏东西,污染纸尿裤或底裤。

5.如何预防便秘?

家长应该熟悉孩子正常的排便模式、大便的正常形状和软硬程度。如果孩子没有正常排便或在排便时候感到不舒服,需要帮助孩子建立合理的排便习惯、排便时间,以及养成良好的饮食习惯。

对于没有开始学习排便的孩子,预防的最佳方法是给孩子提供高纤维的饮食,确保孩子每天食用足量的水果、蔬菜和谷类,如西梅、梨、火龙果、杏、芹菜、菠菜、西蓝花、胡萝卜、麦片、全麦面包、玉米粉饼、燕麦等。

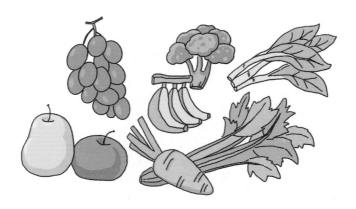

一旦孩子可以接受排便训练，家长可以每天要求孩子在小的坐便器上坐一会，最好是在饭后进行训练，并陪伴鼓励孩子坚持，直到出现排便，积极地引导、鼓励孩子，使其最终学会自己上厕所排便。

6.孩子得了便秘应怎样治疗？

（1）合理饮食：母乳喂养导致的婴儿便秘比较少见。母乳喂养会增强胃肠道刺激，以促进排便。如果母乳喂养婴儿出现便秘，更有可能是其他原因引起，而非饮食原因。

幼儿或更大的孩子，一般都已经开始吃辅食了，如这时出现了便秘，就需要在饮食中添加一些高纤维食品，如上面提到的蔬菜、水果和谷类。膳食纤维可以吸收水分、软化粪便、刺激肠蠕动，通过缩短结肠传输时间，进而改善便秘症状。

（2）增加每日的饮水量和适量运动，也会促进胃肠道蠕动，减少孩子便秘的发生。

（3）行为治疗：培养规律的排便习惯，鼓励孩子每天餐后上厕所，并陪伴鼓励孩子坚持，直到出现排便。排便最好采用蹲坑式，使其臀部下垂，用语言或其他适当的奖励积极引导、鼓励孩子。

（4）药物治疗：根据医嘱用药，如聚乙二醇。聚乙二醇无毒无味，可增加粪便中水的含量和排便次数，能有效解除粪便嵌塞，长期用药安全有效。

（5）顽固性便秘：对于通过饮食调节、行为训练和药物治疗后无效的顽固便秘，需要及时到专业医院就诊，采用生物反馈治疗或外科手术治疗。

（杨元爱）

肠套叠

1.什么是肠套叠？

肠套叠是指某段肠管及其相应的肠系膜套入邻近肠腔内引起的肠梗阻，是2岁以下婴幼儿最常见的急腹症之一，2岁以后随年龄增长，发病率降低，一年四季均可发病，以春、夏季较为多见。

2.孩子为什么会得肠套叠？

儿童肠套叠多为原发性肠套叠，病因不明，可能与以下因素有关：

（1）饮食结构改变：肠套叠多发生在4～10月龄的婴儿，这个阶段正是添加辅食的阶段，由于婴儿肠道不能适应食物改变的刺激，可导致肠蠕动发生异常，从而引起肠套叠。

（2）生理结构：婴幼儿肠套叠中回盲型大约占95％，提示婴幼儿回盲部活动度大，过度游离，肠蠕动时容易牵拉肠管形成肠套叠。

（3）感染：肠道病毒感染，如腺病毒、轮状病毒感染后，肠壁局部增厚，引起管腔狭窄，导致肠蠕动功能紊乱形成肠套叠。

（4）自主神经因素：婴幼儿交感神经发育迟缓，自主神经系统功能紊乱，导致肠管舒张不良，引发肠套叠。

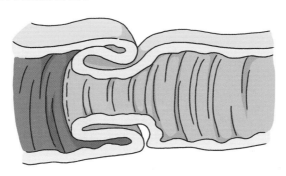

3.孩子得了肠套叠会有什么表现？

肠套叠患儿有四个典型症状：阵发性哭闹、呕吐、果酱样血便和腹部腊肠样包块。阵发性哭闹往往最早出现，是由肠系膜受牵拉引起腹部疼痛导致，疼痛较剧烈,患儿表现为屈膝缩腹、难以安抚,持续数分钟后症状完全消失,患儿安静、正常吃奶,间歇 10～20 分钟后又反复发作。肠套叠患儿出现症状的最初几个小时大便可正常,发病后 6～12 小时出现果酱样黏液血便。

4.孩子得了肠套叠应怎样治疗?

肠套叠的治疗有非手术治疗和手术治疗两种方式。非手术治疗是儿童肠套叠的基本治疗,主要包括 X 线监视下空气灌肠和 B 超监视下水压灌肠复位。对于发病在 24 小时以内,或者 24～48 小时,但一般情况较好,无明显腹胀、脱水及电解质紊乱的患儿,一般首选灌肠复位。90％以上的患儿可经非手术治疗复位肠管成功。对于发病时间超过 48 小时,腹胀严重,已有腹膜炎或者怀疑肠管已经坏死,反复发作怀疑有器质性病变者及灌肠复位失败的患儿需要采取手术治疗。

5.如何预防肠套叠?

肠套叠不论是灌肠复位还是手术治疗,都会面临复发的问题,其中灌肠复位后复发的概率更大。目前,对于肠套叠尚无明确的预防措施,平时家长应注意孩子的饮食规律,给婴儿添加辅食要循序渐进、科学喂养,预防肠道病毒感染。当婴幼儿突然出现不明原因的阵发性哭闹、呕吐、血便时,家长要重视,并及时就诊,做到早发现、早诊断、早治疗。

(王一鸣)

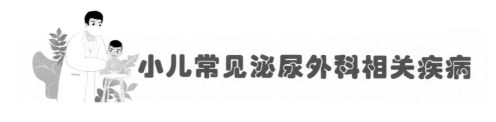

小儿常见泌尿外科相关疾病

鞘膜积液

1.孩子得了鞘膜积液会有什么表现？

儿童鞘膜积液是指在儿童的腹股沟区或阴囊出现无痛肿块，大小不一、生长缓慢，肿块较大者可有坠胀感，早晨起床时可略显萎瘪，白天行走活动后常充盈膨胀，可发生于单侧或双侧，部分患儿可随生长发育自愈。

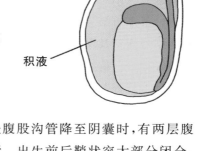

阴囊

积液

2.孩子为什么会得鞘膜积液？

在胎儿发育过程中，睾丸从腹膜后下降，经腹股沟管降至阴囊时，有两层腹膜构成的盲袋即鞘状突亦经腹股沟管进入阴囊。出生前后鞘状突大部分闭合，仅睾丸部分形成鞘膜腔。正常情况下，腔内有少量液体，如液体的分泌和吸收失去平衡，则鞘膜腔内形成积液。

鞘膜积液有原发、继发两种。原发者无明显诱因，病程缓慢，积液为淡黄色清亮液；继发者可继发于急性睾丸炎、急性附睾炎、创伤、丝虫病、血吸虫病等，积液多浑浊，甚至呈血性、脓性或乳糜性。

3.鞘膜积液的分类有哪些？

（1）睾丸鞘膜积液：最常见，鞘状突闭合正常，积液发生在睾丸鞘膜腔内，呈球形或卵圆形。

（2）精索鞘膜积液：鞘状突的两端闭合，而中间的精索鞘膜腔未闭合而形成的囊性积液,又称"精索囊肿"。

(3)交通性鞘膜积液(先天性):鞘状突完全未闭合,鞘膜腔与腹腔相通,鞘膜腔内积液为腹腔内液体,积液量随体位改变而变化,此型又称"先天性鞘膜积液"。如鞘状突与腹腔的通道较大,可同时出现腹股沟斜疝。

4.孩子得了鞘膜积液应如何治疗?

2岁以内的婴儿尚有自行消退的机会,多主张进行观察。孩子2岁后的鞘膜积液可能会影响睾丸血供和引发疝气,应行手术治疗。手术治疗有开放手术和腹腔镜下鞘状突高位结扎术两种方法。腹腔镜手术因其手术视野内解剖结构清晰,手术操作更加精细,术后不遗留手术瘢痕,可减少阴囊血肿的发生,能同时进行双侧内环口结扎,避免因对侧发病而再次手术等优点而更受欢迎。

5.鞘膜积液手术前后家长应如何护理患儿?

术前8小时患儿应禁食,术前6小时患儿应禁水。术后4小时患儿可正常饮食。手术后第三天和第七天,可以在就近的医院进行换药。手术后1个月内避免剧烈活动及哭闹等使腹压增高的因素致疾病复发,伤口结痂未脱落前,要保护好伤口。待结痂脱落后(术后7~10天)可正常洗澡。手术后1个月,患儿应到门诊复查鞘膜积液术后恢复情况。

(邢茂青)

隐睾

1.什么是儿童隐睾?

隐睾,从字面意思来讲就是睾丸隐藏起来了,找不到了,阴囊里摸不着睾丸了。用专业术语来说,隐睾是指阴囊内无睾丸,睾丸未能按照正常发育过程,从腰部腹膜后下降至阴囊内。隐睾包括睾丸缺如、异位睾丸及睾丸未降或睾丸下降不全。

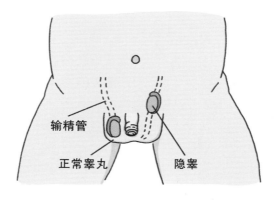

2.孩子为什么会得隐睾?

正常睾丸在胚胎期从腰部腹膜后逐渐发育下降,最终降至阴囊内。如果在这个下降过程中遇到一些意外情况,如内分泌异常、睾丸引带发育固定异常、遗传因素等,导致这个正常下降过程停止或跑到其他位置,即可造成不同类型隐睾。

如果睾丸还未出内环口,仍停留在腹腔内,为腹内高位隐睾;若睾丸已出了内环口,没有出外环口,则为腹股沟隐睾;如果睾丸没有停留在其下降的正常途径上,而是跑到其他位置了,则为异位睾丸。

3.儿童隐睾会有什么表现?

可以在孩子入睡后或者洗澡时仔细观察并触摸阴囊。正常孩子的睾丸是大小相近、左右对称的,随着天气的不同也会有睾丸位置高低的变化。如果检查时发现患儿一侧或双侧阴囊空虚,触摸不到睾丸,并且伴有阴囊发育差的情况,此时应高度怀疑隐睾,并及时就医。因为阴囊内扪不到睾丸并非就是隐睾,特别要注意排除回缩睾丸的可能。如果能将扪及的睾丸逐渐推入阴囊内,松手之后,睾丸又缩回腹股沟部,称为滑动睾丸,仍应属于隐睾。如松手之后睾丸能在阴囊内停留,则非隐睾,称为回缩性睾丸。

4.隐睾有什么危害?

隐睾患儿的睾丸位置异常,多位于腹股沟皮下或腹腔内,此处温度要高于阴囊内,因此不利于睾丸发育,可导致生育能力下降或不育。睾丸常位于高温环境下,亦有恶变风险。另外,隐睾可能有睾丸引带、提睾肌附着异常或睾丸鞘膜的附着异常,易于发生睾丸扭转。

5.儿童隐睾应如何治疗？

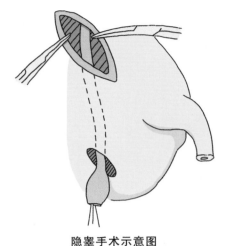

隐睾手术示意图

患儿出生时多数下降不全睾丸可在 3～4 月龄内完全下降,如果 6 个月后睾丸仍未降到阴囊内,那么继续等待是没有意义的。而且若患儿超过 1 岁,那就会对睾丸的发育有所影响。因此,儿童隐睾诊断明确后应尽早于 6 月龄至 1 岁手术治疗,使处于不正常位置的睾丸降至阴囊。目前不推荐使用激素类药物治疗隐睾。

手术治疗是隐睾最有效的治疗方式,手术方式有开放手术及微创手术,具体应根据睾丸位置来决定。腹腔镜微创手术在高位隐睾、腹股沟隐睾及未触及睾丸的隐睾治疗中具有较好的优势。不过,医生会根据每位患儿的具体情况选择最合适的手术方式。

6.隐睾术后家长应注意什么？

(1)家长要注意孩子切口愈合情况,一般术后 7 天左右伤口会愈合。

(2)避免孩子抠抓伤口,保持伤口清洁卫生,避免出现感染。

(3)术后注意观察阴囊和睾丸的发育情况,定期随访复查(一般为术后 2 周、3 个月、6 个月,之后每年复诊),明确恢复情况。

7.隐睾的预后如何？

经过及时治疗后,患儿单侧隐睾的生育率与正常男孩子基本相同,但双侧隐睾的孩子生育率则显著下降。从长远来看,有过隐睾的孩子,以后发生睾丸生殖细胞肿瘤的风险也将增加 5～10 倍,尤其是腹腔内隐睾或者双侧隐睾的孩子。而早期给予手术治疗的孩子虽然可在一定程度上减小睾丸癌变的概率,但是发生癌变的概率仍比正常人要大。因此,隐睾患儿在青春期以后仍需定期复查体检。

(刘伟)

包茎

1.什么是小儿包茎?

正常情况下小儿包皮可被推到冠状沟位置,即龟头可以完全露出。小儿包茎多因包皮口过小,包皮口将龟头完全覆盖,即使通过手推包皮仍不能暴露冠状沟,属于儿童泌尿外科常见疾病之一。

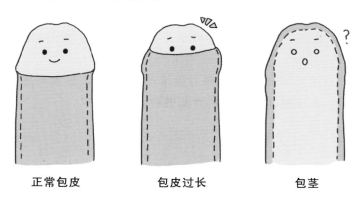

| 正常包皮 | 包皮过长 | 包茎 |

2.孩子为什么会得包茎?

正常来讲,很多婴幼儿早期都处于生理性包茎期,即孩子小时候包皮口狭窄,如果孩子没有不适症状,可以暂时不进行特殊处理。但是,随着孩子长大,包皮口应该会慢慢变得比较松弛,比较好上翻,总体说来90%生理性包茎3～5岁可以自愈。如果孩子在3～5岁之后,随着孩子长大,包皮一直翻不开,不能显露龟头,则应考虑包茎。

3.孩子得了包茎会有什么表现?

生理性包茎比较常见,并且大多可以自愈,但是由于包皮不能上翻、阴茎头不能外露,这也会带来一系列的问题:

(1)孩子由于包皮不能上翻,阴茎头和包皮脱落的上皮细胞和皮脂腺的分泌物就不能排出,会存留在包皮和阴茎头之间,形成包皮垢,这样就会对身体带来一定的影响,如继发感染、红肿、有脓性分泌物等。

(2)每当孩子排尿时,阴茎头会先鼓出一个小泡,这是由于包皮口狭窄,通过尿道口不能直接排出,先排在包皮和阴茎头之间的囊腔里,然后排出。这样就会出现尿线细以及排尿不通畅的问题,这也是儿童包茎会出现的症状之一。

(3)如果孩子的包皮从外面看硬结比较多的话,就表明可能会造成感染,需要家长引起重视。孩子洗澡时要注意观察孩子的包皮颜色,如果经常红肿,就有可能是感染了,要尽早到医院进行检查治疗。

4.孩子得了包茎要怎样治疗?

(1)手法分离:如果3~4岁后小儿仍有包茎症状,可以试行手法扩张包皮口,松解包皮与阴茎头的粘连,大多数患儿通过手法处置包茎症状即可消失,而不需进行手术。

(2)手术治疗:只有包皮口扩张后效果不佳,仍无法显露阴茎头,以及反复发作的包皮炎,或包皮口瘢痕狭窄,才需要行包皮环切术。

5.包茎手术前后家长应如何护理患儿?

这是很多家长关心的问题,儿童包茎手术虽然是一个很小的手术,但考虑到手术精细度及孩子配合的问题,手术一般需要全身麻醉,术后阴茎局部需要敷料简单包扎,患儿多卧床休息即可。在拆除敷料之后,可对症使用一些外用药物清洗。

6.包茎治疗的预后如何?

很多孩子是因为"小鸡鸡"局部有反复瘙痒、红肿,或者有明显尿尿鼓包等情况才去医院治疗。绝大多数孩子及时行手术,预后良好,局部症状即可慢慢消失,达到生活正常状态,术后注意会阴部卫生,每日及时清洗即可。

当然,如果严重包茎的孩子不尽早手术,不排除会影响阴茎海绵体的发育。所以,如果孩子确实存在问题,应尽早就医、及时手术。

(李国伟)

隐匿性阴茎

1.什么是隐匿性阴茎？

经常遇到家长因自己孩子的"小鸡鸡"比邻居或同事孩子的小，或者直接要求割包皮而去医院就诊，并且担心孩子生育问题。事实上，小儿阴茎的畸形分好多种，而隐匿性阴茎只是比较常见的一种。

对于新生儿来说，"小鸡鸡"小于 2.5 cm 就算过短，属于小阴茎。对于大龄儿童来说，标准是阴茎伸展长度小于同龄人阴茎长度平均值 2.5 个标准差以上。

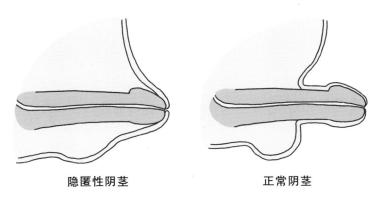

隐匿性阴茎　　　　　　　正常阴茎

正常男性阴茎生长发育调查

年龄	阴茎长度/cm	2.5 个标准差
新生儿	3.18±0.43	2.11
1～12 月	3.35±0.35	2.48
1 岁	3.45±0.35	2.58
2 岁	3.54±0.34	2.69
3 岁	3.71±0.33	2.89
4 岁	3.82±0.41	2.80
5 岁	3.96±0.36	3.06
6 岁	4.14±0.43	3.07

　　隐匿性阴茎是指阴茎隐匿于耻骨前皮下脂肪层内,阴茎外观短小,包皮似鸟嘴样,与阴茎体不附着,向后挤压阴茎周围皮肤可显露正常阴茎体。

2.孩子得了隐匿性阴茎会有什么表现?

　　该病典型症状为阴茎外观短小,隐匿在皮下的是发育正常的阴茎海绵体;用手向后推挤阴茎根部皮肤见有正常阴茎体显露,松开后阴茎体立即回缩。

3.隐匿性阴茎与包茎和包皮过长有什么区别?

　　包茎指包皮口狭小,不能上翻露出阴茎头。包皮过长是指包皮覆盖整个阴茎头部,但能上翻显露尿道口和龟头。

　　隐匿性阴茎尽管其外形酷似包皮过长,然而它们却是两种完全不同的疾病。这是因为隐匿性阴茎的外观皮肤看着过长,实则是太短,其阴茎体并不小而是正常的。隐匿性阴茎通常情况下也伴随包茎,所以对于非专业人士很容易将二者混淆,但是从根本上来说是不同的,手术方式也大相径庭,切不可混为一谈。不能将隐匿性阴茎单纯认为普通包茎去行包皮环切术,而是需行阴茎畸形矫正治疗,否则会适得其反。

4.隐匿性阴茎患儿什么情况下需要手术?

　　(1)影响患儿站立排尿,包皮不能上翻清洁进而反复出现包皮红肿发炎,反复泌尿系感染,排尿困难。
　　(2)包皮外口狭窄,保守治疗无效。
　　(3)阴茎体皮肤严重缺失。
　　(4)影响美观,严重影响患儿的心理健康。

5.隐匿性阴茎患儿的最佳手术年龄是多大?

　　目前关于隐匿性阴茎的手术时机尚无定论,有学者报道矫正隐匿性阴茎的最小年龄为 11 个月,大部分学者认为手术最佳年龄段应在 1～3 岁,至少在青春期前完成,以避免发生阴茎海绵体结构和功能改变以及影响患儿的心理健康。

6.隐匿性阴茎手术后家长应如何护理患儿?

　　隐匿性阴茎术后住院期间留置尿管,外裹纱布,保护伤口,5 天左右打开纱布后,需每天擦洗护理至伤口痊愈。完全愈合需 2～3 周,患儿一个月内应避免剧烈运动。

(李开升)

尿道下裂

1.什么是尿道下裂?

尿道下裂是因为前尿道发育不全,导致尿道口达不到正常位置的一种阴茎畸形,是一种常见的泌尿生殖系统先天性畸形。

2.孩子为什么会得尿道下裂?

目前认为尿道下裂与孕妇妊娠史异常有一定关系,有遗传倾向;此外,胚胎期睾丸产生雄性激素不足,在某些情况下末端器官对雄激素的不应答也可能是发生原因之一。

3.孩子得了尿道下裂有哪些表现?

(1)异位的尿道口,位于阴茎腹侧。

(2)部分合并阴茎下弯。

(3)包皮异常分布,包皮呈帽状堆积于阴茎头背侧,腹侧包皮缺如。

4.尿道下裂有哪些分型?

根据尿道外口所在的位置不同,尿道下裂可分为四种类型:

(1)阴茎头型:最常见,尿道口位于包皮系带部。

(2)阴茎型:尿道口位于阴茎腹侧,阴茎不同程度地向腹侧弯曲。

(3)阴茎阴囊型:尿道口位于阴茎根部与阴囊交界处,阴茎发育不良并向腹侧严重弯曲。

(4)会阴型:尿道口位于会阴部,阴茎短小并高度弯曲,生殖器酷似女性。

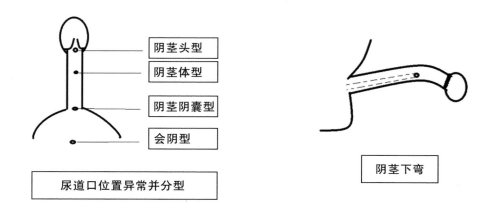

| 阴茎头型 |
| 阴茎体型 |
| 阴茎阴囊型 |
| 会阴型 |

尿道口位置异常并分型

阴茎下弯

5.孩子得了尿道下裂应怎样治疗?

手术是尿道下裂的唯一治疗方法。目前手术治疗主要是矫正阴茎弯曲,使尿道口恢复或接近阴茎头部的正常位置,使小儿能站立排尿,成人后有正常的性生活和生育能力。手术一般选择在孩子1岁至入幼儿园前完成,可以减轻患儿的心理负担。近年来也有6～18月龄的患儿行首次修复术的建议。

6.怎样判断手术效果?

尿道下裂治疗困难,家长应该明白尿道下裂的治愈标准不是严格不变的,阴茎外观满意是相对的,只能近似正常人,但不会完全没有区别。目前公认的治愈标准为:

(1)阴茎下弯完全矫正。

(2)尿道口位于阴茎头正位。

(3)阴茎外观满意,包皮分布均匀。

(4)与正常人一样站立排尿,成年后能进行正常性生活。

7.尿道下裂手术前后家长应如何护理患儿?

术前家长应做好孩子的患处局部皮肤护理,避免湿疹、感染、溃疡等出现。

术后家长应做到以下几点:①尿管护理:防止尿管脱落,保持引流通畅。②由于术后疼痛,尿管刺激膀胱等情况使患儿烦躁、易动,可适当予以止痛镇静治疗。③保持大便通畅:便秘可使患儿排便费力,尿管引流不畅,增加尿道瘘发生风险。④预防感染,做好会阴部皮肤护理,避免手术区域受大便污染。

8.尿道下裂手术的预后如何?

多数患儿术后效果较好,可恢复正常生活。但部分患儿可能出现尿道瘘、尿道狭窄、尿道憩室样扩张等并发症,需相应处理。

(姜宏志)

脐尿管畸形

1.什么是脐尿管畸形?

脐尿管起源于尿囊的上部,在胚胎 15～16 周时膀胱位于脐部,以后随胚胎发育膀胱自脐部沿前腹壁正中线下降。在下降过程中,其上部逐渐缩小成为细管样结构,连接脐部与膀胱顶部,即脐尿管。以后脐尿管完全闭塞,形成脐正中韧带。

在胚胎发育过程异常,脐尿管有不同程度的残留时,可以形成各种畸形,引起多种外科并发症。大多在儿童时期出现症状,常需外科治疗。

2.孩子为什么会得脐尿管畸形?

若生后脐尿管未完全闭合,保持开放,则膀胱在脐部有开口,称为脐尿管瘘。若脐尿管在近脐端未闭合,称为脐尿管窦。若脐尿管两端闭塞,而中间未闭合,残留管腔,则形成脐尿管囊肿。

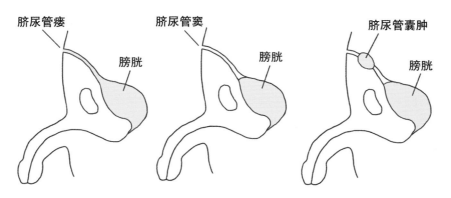

3.孩子得了脐尿管畸形会有什么表现？

（1）脐尿管瘘患儿表现为从脐孔间断地有尿液流出，流出量与脐尿管的口径大小有关，大者自脐部不断流出尿液，哭闹或咳嗽腹压增大时尿外流量增多；小者仅湿润脐部皮肤。如有下尿路梗阻病变时上述症状加重。患儿局部皮肤可因受尿液长期浸泡发生湿疹样改变。脐部开口的边缘是皮肤或是突起的红色黏膜。

（2）脐尿管窦为脐尿管在脐部残留一段较短的管道，位于腹膜外，外表为一个小圆形黏膜凸起，窦道内黏膜分泌黏液，常使周围皮肤糜烂，经久不愈。

（3）脐尿管囊肿多见于男性，囊肿位于脐下正中的腹壁深处，在下腹部正中可触及肿物，能引起腹部及肠道压迫症状。囊肿如继发感染则有下腹深部感染症状，出现腹痛、发热和局部压痛。

4.孩子得了脐尿管畸形应怎样治疗？

该病手术切除方可根治：

（1）脐尿管瘘手术中为便于寻找瘘管，可注入美蓝染色作引导，亦可在瘘管置入探针，在探针引导下仔细分离瘘管，沿脐部开口周围切开皮肤切除瘘口。在瘘管与膀胱连接处用贯穿结扎或双重结扎后切断。用细丝线包埋残端于膀胱壁内。

（2）脐尿管窦向脐尿管内插入探针，自脐孔向下做腹部正中切口，在腹膜外剥离并切除窦道。

（3）脐尿管囊肿可采用下腹脐下正中切口，腹膜外分离囊肿与相连的索带至膀胱，将其切除。

5.脐尿管畸形手术前后要注意哪些问题？

脐尿管术前应先将皮肤湿疹治愈。脐尿管瘘瘘管粗大者，以及脐尿管囊肿与膀胱密切相连者，在畸形切除后会有部分膀胱壁缺如，应做膀胱修补，术后需留置导尿管 7～10 天。若下尿路梗阻，则应先解除梗阻再做手术切除。合并有脐部病变者应同时给予处理，合并感染时应在控制感染后手术。如已形成脓肿，则应切开引流，待炎症消退后再行切除术。

（李蕴峰）

输尿管肾盂连接处梗阻

1.什么是输尿管肾盂连接处梗阻?

输尿管肾盂连接处梗阻是引起儿童先天性梗阻性肾积水常见的一种疾病,也是新生儿肾积水最常见的原因。正常儿童的尿液在肾脏形成,经过输尿管输送至膀胱储存,从尿道排出。而输尿管肾盂连接处梗阻时,尿液不能顺利地从肾盂进入输尿管,进而引起肾脏集合系统进行性扩张,严重时会损害肾脏结构。

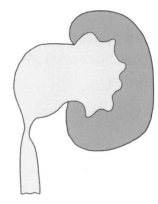

输尿管肾盂连接处梗阻

2.孩子为什么会发生输尿管肾盂连接处梗阻?

输尿管肾盂连接处梗阻可分为固有的、外在的或继发性的梗阻。固有的梗阻为输尿管肾盂连接处存在结构上的异常,导致该段输尿管管腔狭窄,肌层肥厚或发育不良,尿液难以从肾盂向输尿管推进。外在的梗阻多为外部的动脉血管压迫输尿管肾盂连接处,导致发育异常。继发性的梗阻常由严重的膀胱输尿管反流引起输尿管扭曲。外在性和继发性梗阻情况较少见。

3.孩子得了输尿管肾盂连接处梗阻会有什么表现?

较轻的梗阻可没有任何症状,随着现代产前超声技术的普及和提高,患儿可在做腹部超声时偶然发现。当梗阻严重时,患儿会有腹部肿块,触感光滑,无压痛。除婴幼儿外,绝大多数患儿能说出上腹或脐周痛,多为间歇性疼痛伴恶心、呕吐,大量饮水可诱发疼痛。部分病情严重的患儿可出现血尿、感染、高血压、多尿多饮等症状。家长发现孩子有这些表现时,应及时就医,医生一般会给孩子进行腹部超声检查、尿常规检查,以综合诊断是否存在输尿管肾盂连接处梗阻性肾积水。

4.孩子得了输尿管肾盂连接处梗阻性肾积水应怎样治疗?

胎儿期发现的肾积水,应当在出生后一周前往医院进行 B 超复查,约 1/3

患儿可能恢复正常。偶然发现、无临床症状的患儿可定期复查,关注病情变化。病情严重的患儿应及时手术治疗,手术方式是将输尿管肾盂连接梗阻处及大部分扩大的肾盂切除,进行输尿管肾盂吻合。目前手术方式成熟,成功率高。

手术可选开放手术或腹腔镜手术两种方法,随着国内腹腔镜技术的发展,越来越多的医院已将腹腔镜肾盂成形术作为常规手术。腹腔镜手术与开放手术相比,有手术时间短、切口小、创伤小、恢复快和疤痕小等优点,受到越来越多家长的欢迎。

5.孩子手术后家长应注意哪些事项?

若术中放置双J管,应听从医嘱,一般1~2个月后来医院拔除。术后应遵从医嘱定期来医院复查尿常规和B超,以了解术后恢复情况。经手术解除梗阻后,肾功能和肾实质厚度可有一定恢复,但若不是轻度早期肾积水,已经扩张的部位多不能恢复到正常状态。所以家长发现孩子有疑似症状后要及时就医,争取良好的手术恢复效果。

(张强业)

儿童巨输尿管

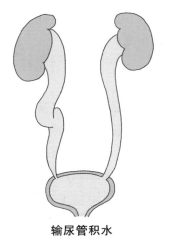

输尿管积水

1.什么是儿童巨输尿管?

儿童巨输尿管多为先天性巨输尿管,是由于输尿管末端肌肉结构发育异常(环形肌增多、纵形肌缺乏),导致输尿管末端功能性梗阻、输尿管甚至肾盂严重扩张、积水。该病的特点是输尿管末端功能性梗阻而无明显的机械性梗阻,梗阻段以上输尿管扩张并以盆腔段为最明显,又称"先天性输尿管末端功能性梗阻"。

2.孩子得了巨输尿管一般有什么表现?

巨输尿管症的患儿并无特异性的临床表现,一般表现为腰酸、胀痛,偶有因腰部包块、血尿、顽固性尿路感染、肾功能不全就诊者,重者有时腹部一侧可触及长条状囊性包块。顽固性尿路感染者反复出现尿频、尿急、尿痛、脓尿,有时可合并血尿,重者可有全身中毒症状,如高热等。小儿肾功能损害较严重,症状明显。部分患儿可出现发育迟缓及消化道症状,如恶心、呕吐、食欲缺乏等。

3.孩子得了巨输尿管应如何治疗?

对于肾功能良好、肾积水轻、梗阻轻、无反流的患儿,可进行对症保守治疗,需定期复查肾功能等指标。而病情较重的患儿通常在 1 岁以后进行手术治疗,病情严重者可在婴儿满 3 个月后进行手术治疗。因婴儿尤其是 6 个月以内的婴儿的膀胱容量较小,手术难度大,膀胱黏膜易受损,术后易出现血尿现象。

某段输尿管有明显扩张、淤积、锐角扭结而造成某种程度的梗阻,可考虑裁剪术。肾脏已有破坏的患儿,如对侧上尿路正常,唯一的方法是将肾及输尿管全部切除。肾功能良好而输尿管无蠕动,可施行暂时性的尿流改道,等待输尿管的功能恢复。若等待期间肾功能恶化,则考虑做肾及输尿管全长切除。双侧性输尿管功能损害的患儿则只能做永久性尿流改道,如回肠膀胱术(Bricker 手术)或输尿管皮肤造口术。

4.手术前后家长应如何护理患儿?

(1)家长发现症状后应及时就诊,以免延误加重病情,错过最佳治疗时间。

(2)合理饮食:注意动物蛋白质、谷类、蔬菜等搭配食用,以低糖、低脂、低钠饮食为宜。

(3)术前严格按医生要求禁饮食,做好胃肠道准备以降低术中麻醉等风险。

(4)手术后家长需要督促患儿尽早适当下床活动,不会行走的婴幼儿多翻身,可有效促进肠道功能恢复、降低腹腔粘连的可能。

5.巨输尿管的预后如何?

先天性巨输尿管是可以治愈的。进行手术治疗的患儿应在术后 1 个月进行门诊复查,3~6 个月后再次复查。此后,每年或根据患儿情况定期复查,以了解术后效果及肾功能恢复情况。如手术后肾积水好转、输尿管引流通畅、感染症状消失、伤口痊愈、肾功能改善,即为治愈。同时,患儿应注意日常生活中多饮水、少憋尿,合理膳食,加强体育锻炼,以增强机体免疫力。行肾切除的患儿要注意健肾的保护,避免发生外伤,避免使用肾毒性药物。

（李爱武）

睾丸扭转

1.什么是小儿睾丸扭转?

睾丸扭转又称"精索扭转",是小儿腹股沟阴囊急症病因之一,是指睾丸沿精索纵轴扭转引起精索血管扭转绞窄,使睾丸、附睾发生缺血性病变的一种疾病。睾丸扭转可以发生在任何年龄,以 12～18 岁青少年发生比例为高。

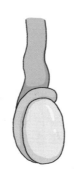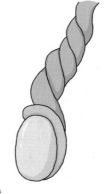

睾丸扭转

2.孩子为什么会得睾丸扭转?

睾丸先天性发育不良,睾丸系膜过长、活动度过大时,就可能发生睾丸扭转,为隐睾症的常见并发症之一。患儿在进行重体力劳动、咳嗽、从事竞技运动时,可能导致腹压突然升高,睾丸因压力过大出现扭转;患儿在睡眠中迷走神经兴奋,提睾肌会随着勃起而强烈收缩,所以睾丸扭转也可在睡眠中毫无征兆的情况下发生。

3.孩子得了睾丸扭转会有什么表现?

（1）腹部突然出现剧痛。

（2）睾丸出现剧痛。

（3）发生扭转的睾丸在阴囊内的位置显得较正常高一些。

（4）出现恶心、呕吐症状。

（5）症状出现数小时后,阴囊会红肿、触痛。

4.怀疑孩子得了睾丸扭转,家长应怎么办?

睾丸扭转后是否缺血坏死与睾丸扭转的发病时间和扭转程度有关,2小时内睾丸几乎全部能保留。若睾丸扭转90°,持续7天才会坏死;若扭转720°,2小时即发生睾丸梗死。因此,孩子出现阴囊或腹股沟急性疼痛伴阴囊肿胀,并伴有疼痛性肿块者,一定及时到当地正规医院小儿外科就诊,医生将会进行手术将扭转的精索转回原位,还会将两颗睾丸放回原处,以防再次发生扭转。睾丸一旦坏死则无法再复原,就应该切除。如果治疗及时,孩子的睾丸还是能够保持正常功能的。如果有一个睾丸因坏死被切除,剩下的睾丸也不受影响,患儿将来也有正常的性功能和生育能力。

(孙宁宁)

小阴唇粘连

1.什么是小阴唇粘连?

小阴唇粘连是指女性幼儿两侧的小阴唇在中线处粘连呈膜状,在粘连的前端或后段有小孔,排尿时尿液从小孔出来。小阴唇粘连多于体检时发现,也有的是因为外阴感染引发了尿路梗阻而来医院检查时才发现的。

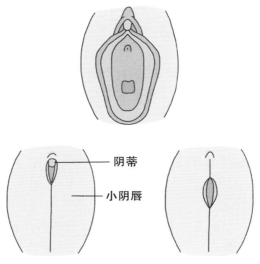

阴蒂

小阴唇

小阴唇完全粘连

新手爸妈看到孩子阴唇粘连严重,仅有个小洞排尿却看不到里面的情况,就会以为是孩子外阴发育畸形,甚至认为孩子没有阴道。家长碰到这种情况往往很紧张、很担心。其实,小阴唇粘连在小儿外科门诊很常见,这个疾病也是很容易治疗的。

2.孩子为什么会得小阴唇粘连?

小阴唇粘连发生的原因目前尚不清楚,但雌激素过少被认为是重要因素。因此,小阴唇粘连绝大多数发生于3个月至3岁的女孩。但是其他因素如局部刺激和组织创伤也是小阴唇粘连的重要诱因。

3.小阴唇粘连有哪些危害?

虽然小阴唇粘连通常无症状,但是粘连明显的患儿因为粘连处小孔较小,小便尿不远,而是从上面的小孔冒出来,甚至有极个别患儿因为粘连严重导致排尿费力或困难。尿液也可能汇集在阴道内引起排尿后淋漓和刺激会阴,引发会阴瘙痒不适甚至泌尿系感染。

4.孩子得了小阴唇粘连该怎样治疗?

对于粘连不严重、平常没有不适、不影响排尿、没有泌尿系感染异常的患儿,一般认为可以暂时观察,不需特殊处理。多数患儿的小阴唇会随年龄增长自己慢慢分开,不会造成太大的影响,但可能需要的时间比较长,也许到青春期雌激素水平升高的时候才分开。对于粘连比较严重,特别是出现症状,比如反复泌尿系感染、影响排尿的患儿,也可以积极治疗,包括局部应用雌激素软膏、外科手术分离粘连。

因为激素治疗的不良反应较大、治疗周期较长,国内医生多数倾向于手术分离粘连,即小阴唇粘连分离术。此手术多数在门诊操作室即可完成,会阴部清洁消毒后,涂抹麻醉软膏,由医生轻轻分开粘连的阴唇,在分离面涂抹油性抗生素软膏(如红霉素软膏或莫匹罗星软膏)即可。一般风险不大,操作也不复杂,不过也有一部分孩子会再发生粘连。

5.术后家长应如何护理患儿?

分离术后两侧的小阴唇内侧会有个创面,有的孩子会有少量出血情况,这是正常的。要注意保持局部清洁卫生,主要就是将两侧的小阴唇局部轻柔

扒开,用 0.5％活力碘消毒创面,每天清洁 3～5 次,一般一周左右创面即可
愈合。

6.如何预防小阴唇粘连?

(1)保持清洁:平常注意外阴卫生,在大小便(尤其是大便)后,要及时清洁
会阴部。具体方法就是局部轻柔扒开,然后用柔软的棉毛巾擦洗干净,并吸干
水分保持干燥。切记不要用水对着会阴部清洗,避免形成局部创面。

(2)干燥护理:适当勤更换尿布,保持局部干净干燥,避免外阴刺激。因为
婴幼儿的皮肤比较细嫩,小便之后小阴唇局部潮湿容易搭在一起,久而久之就
可能粘在一起。

(3)如果会阴部周围有红肿情况,可以在小阴唇局部涂抹少许凡士林、橄榄
油、婴儿油等,防止阴唇粘连。

(卢光军)

阴蒂肥大

1.什么是阴蒂肥大?

阴蒂肥大是女童因为雄性激素异常升高导致的阴蒂增生性改变,外形可
出现单纯阴蒂肥大,也可形似男性尿道下裂,阴唇合并在中线,近似中空的男
性阴囊样,但不能触及睾丸,尿道外口可位于阴蒂根部或会阴部,阴道外口可
狭小。

2.孩子为什么会得阴蒂肥大?

该病多是因为女童肾上腺皮质增生产生过多雄性激素而诱发的假两性畸
形,也可能为药物所致。有些真两性畸形也可表现为阴蒂肥大,此类儿童青春
期后表现为体格急性增长,喉结发育,骨骺早期融合,阴毛、腋毛浓密,乳腺发育
不全,无月经或月经周期不规律等。

3.阴蒂肥大的患儿需要完善哪些检查?

对于外生殖器存在两性畸形者应先进行染色体核型及 SRY 性别决定基因

检测,明确是否为正常女性染色体核型,内分泌激素检测同样必不可少。另外,影像学检查包括内外生殖器彩超或 MR、肾上腺 CT 平扫＋增强等。如医生还是无法诊断,必要时可行相关基因检测。

4.孩子得了阴蒂肥大要怎样治疗?

阴蒂病变的治疗首先要去除病因,如抑制卵巢和肾上腺的高雄激素分泌,要切除卵巢或肾上腺的雄激素分泌肿瘤,停止外源性性激素摄入;感染所致者给予抗感染及必要的手术切开引流治疗;儿童存在手淫行为者予停止手淫及必要的心理干预;肿瘤性病变及抑制雄激素分泌治疗后一定时间阴蒂不能复原者,通常需手术治疗。手术主要采用阴蒂缩短成形术,手术的目的主要是切除阴蒂海绵体,恢复和重建患者女性外阴外观,同时保留阴蒂头部的血运及感觉。手术治疗最佳时期为 3 岁以内,此时小儿的生理、心理尚未发育成熟,性生理、性心理尚未定型,转换社会性别后心理负担小,而且术后并发症少、恢复快。

(严庆涛)

肾囊肿

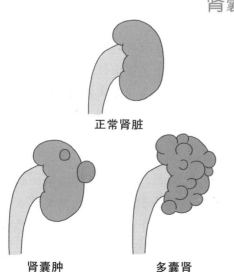

正常肾脏

肾囊肿

多囊肾

1.什么是肾囊肿?

肾囊肿是肾脏内出现大小不等的与外界不相通的囊性肿块。肾囊肿主要包括两种类型:一种是孤立的充满液体的囊肿,即单纯性肾囊肿,发病原因不清、生长缓慢、儿童期少见;另一种是多囊肾,是一种遗传性疾病,两侧肾脏都会出现许多大小不等的囊肿。

2.孩子为什么会得肾囊肿?

肾囊肿的发病原因尚不清楚,可能与以下几种因素,如先天性发育不良或基因突变、感染、情绪、饮食、疲劳等有关。

3.孩子得了肾囊肿会有什么表现?

单纯囊肿一般没有症状,巨大囊肿可引起腰背部疼痛,有时可触摸到腹部有一个软的包块。多囊肾偶尔会引起血尿(尿中带血)或反复发作的肾盂肾炎。在大多数情况下,多囊肾是没有症状的,但囊肿取代了太多的肾组织,可引发慢性肾衰竭。

4.孩子得了肾囊肿该如何治疗?

单纯肾囊肿少数可能发展成恶性病变,而多囊肾可能导致慢性肾衰竭,这种情形较多见。

单纯肾囊肿的治疗方式主要取决于囊肿的大小,如果囊肿直径小于5 cm,需要在专科医生的指导下进行严密观察随访,一般半年到一年复查彩超。如果并发尿路感染,则需选用适当的抗菌药物治疗。如果肾囊肿直径大于5 cm,一般建议积极治疗,治疗方法有囊液抽吸术并囊内注射硬化剂如无水酒精或氟聚硅醇,后者比前者安全。症状明显或合并囊肿感染者也可考虑腹腔镜下囊肿去除术,甚至肾部分切除术,此为微创手术,创伤小、恢复快。如囊肿导致患肾严重感染,肾功能已严重受损而对侧肾功能正常时,可考虑肾切除术。

多囊肾多有肾功能减退,以及合并多囊肝等。对于肾功能正常的患儿,采用对症及支持疗法,如休息、低蛋白饮食、避免劳累,药物治疗重点在于控制血压、预防尿路感染及肾功能进一步损害。伴有结石梗阻者可施行取石术以解除梗阻。晚期出现尿毒症者需长期透析治疗,有条件者可行肾移植术。

(耿磊)

泌尿系结石

1.什么是泌尿系结石?

泌尿系统包括肾脏、输尿管、膀胱和尿道,泌尿系结石又称"尿路结石",是这个系统任何一个部位的空腔内形成的块状固体(结石)的总称。

2.孩子为什么会得泌尿系结石?

小儿泌尿系结石的发病率较低,占发病总人口的 2%~3%。儿童泌尿系结石常常与某些罕见的代谢性疾病、先天性解剖结构畸形有关:

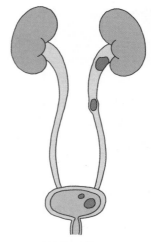

泌尿系结石

(1)新陈代谢异常:是指体内某些酶的缺乏导致体内代谢异常,某些物质从尿中排出过多或重吸收障碍,超过了其在尿液中的溶解度而形成结晶,久而久之发生泌尿系结石。

(2)饮食因素:儿童长期缺乏动物蛋白或纤维素摄入过少,容易诱发膀胱结石。相反,动物蛋白及维生素 D 摄入过多,易诱发上尿路结石。另外,饮水偏少也是诱发因素之一。

(3)先天性泌尿系畸形:尿液排出不通畅,或合并尿路感染等因素也可以导致结石的发生。

3.孩子得了泌尿系结石会有什么表现?

膀胱结石的患儿表现为排尿突然中断、排尿疼痛、有放射痛、尿频、血尿、排尿困难。若孩子出现尿液浑浊,则可能是合并了泌尿系感染或有细小的结石沉渣排出。肾结石的患儿可表现为腰部或上腹部剧烈疼痛,向同侧腹股沟放射,伴有呕吐、血尿等症状。婴幼儿则表现为哭闹、呕吐,甚至面色苍白、出冷汗,需要及时就诊,结合必要的检查明确诊断。

4.孩子得了泌尿系结石应如何治疗?

(1)一般防治:直径小于 0.6 cm 的结石可考虑非手术治疗,包括增加饮水量,稀释尿液可延缓尿石生长及防止尿石再发。

(2)手术治疗:手术适用于结石过大,估计不能从尿路排出者;伴发肾积水、感染、影响肾功能者;经常发生疼痛、血尿者;急性梗阻性无尿或少尿者;经正规非手术治疗无效者。

5.如何预防小儿泌尿系结石?

由于每个患儿结石形成的病因不同,采取的预防方法也各不相同,主要包括培养良好的饮食习惯,适当多饮水,但不建议青少年喝浓茶、咖啡;注意膳食均衡,根据孩子的体质调整饮食结构,避免过多摄入动物蛋白及含钙、含草酸等的食物,鼓励增加水果、蔬菜、粗粮及纤维素的摄入。

(傅廷亮)

尿道瓣膜病

1.什么是尿道瓣膜病?

尿道瓣膜病是最常见的造成婴儿和新生儿尿道梗阻的先天性疾病。瓣膜为尿道黏膜皱褶形成,外形像一层很薄的膜。排尿时瓣膜可引起不同程度的尿路梗阻。此病仅发生于男性,根据瓣膜出现的位置分为前尿道瓣膜和后尿道瓣膜,以后尿道瓣膜为多见,后尿道瓣膜病瓣膜通常位于前列腺尿道的远端。有尿道瓣膜的孩子可出现不同程度的排尿梗阻症状,常有脉冲式排尿,尿线无力、射程近,还会出现排尿中断、淋漓不尽、尿失禁,尿路感染和脓毒血症。严重的梗阻可以引起肾及输尿管积水,可在腹部触及包块,并在下腹部触及膨胀的膀胱。少数患儿可在两侧肋腹部触及积水的肾脏。母亲妊娠期可羊水过少,胎儿肺发育不良,多数患儿出生后发育迟缓,除慢性疾病体征外体检可无其他发现。前尿道瓣膜病相对少见,多发生于阴茎阴囊交界处,表现为排尿不畅、排尿时梗阻、近段尿道扩张甚至憩室形成等。

2.尿道瓣膜病在儿童各个年龄段具有哪些表现?

40%～60%的儿童在胚胎早期就已发生该病,出生后通常在新生儿期或婴儿期得到诊断,约半数患儿因尿路感染就诊。

(1)胎儿期:孕期胎儿宫内尿路梗阻导致尿量减少,羊水过少,并导致泌尿系统发育畸形和肺发育不全等其他系统发育不良。胎儿期尿道瓣膜病主要是通过产前 B 型超声检查发现。

(2)新生儿期:主要表现为排尿费力或尿潴留、尿流不畅或尿滴沥,因膀胱过度扩张或尿性腹水引起腹部膨隆,伴有肺发育不良可表现为呼吸困难、发绀、气胸、纵隔气肿。

(3)婴儿期:主要表现为尿流不畅、节段性排尿。部分伴有生长发育迟缓或尿路感染性脓毒血症,以及尿路感染伴慢性附睾炎,常有贫血及低蛋白血症。对于无明显排尿困难或者节段性排尿,而表现为反复尿路感染或慢性附睾炎的患儿,排尿期膀胱尿道造影(VCUG)或膀胱镜检查有助于明确或排除该病。

(4)学龄期及大龄儿童:表现为尿路感染,尿失禁、顽固性遗尿以及排尿功能障碍(包括尿频、尿流不畅,需加腹压排尿)。体格检查时可发现耻骨上或腰部肿块。

3.孩子得了尿道瓣膜病应怎样治疗?

手术是尿道瓣膜病的首选治疗方式,其治疗目的主要是除去瓣膜、引流及解除下尿路梗阻,保护肾功能。保护肾脏和膀胱功能最好的方法是早期发现、早期治疗,产前胎儿应行超声波检查,新生儿仔细进行体格检查,观察排尿情况以及化验尿液。出现氮质血症及长时间尿路感染的患儿,即使已解除梗阻,预后也是很差的。目前,婴儿膀胱尿道镜的电切镜已在临床得到应用,因此在新生儿期即可以行尿道瓣膜电切。

4.术后家长应注意哪些事项?

在后尿道瓣膜切开治疗后 3 个月、6 个月、9 个月、1 年及此后每年随访 1次,直到患儿 15 岁。复查主要包括实验室检测肾功能、血常规、电解质、尿常规(中段尿),尿动力仪测定尿流率,B 型超声检查评估膀胱残余尿量,必要时需行膀胱镜、排尿期膀胱尿道造影检查。即使尿路梗阻完全解除,仍有不少患儿存在膀胱功能障碍和膀胱输尿管反流,部分患儿需要运用抗胆碱能等药物进行治疗,还需进行排尿训练和间歇性清洁导尿。如果长期随访发现患儿发展为终末期肾病,则考虑行肾移植治疗,这类儿童需要终生随访。

（周健）

神经源性膀胱

1.什么是神经源性膀胱?

神经源性膀胱中有两个关键词,一个是"神经",是指任何的神经病变或损伤;另一个是"膀胱",是指膀胱和尿道组成的下尿路。这样大家就可以理解了,所谓"神经源性膀胱"就是指任何神经病变或损伤引起的膀胱和(或)尿道的功能障碍。

对儿童而言,最常见的基础性病因有先天性脊柱裂、脊膜膨出、脊髓栓系综合征、骶椎发育不良以及脊髓的外伤等。

2.孩子得了神经源性膀胱主要有哪些表现?

神经源性膀胱是一类由于神经病变导致的膀胱、尿道功能障碍,因此主要的表现还是排尿的异常,如尿频、尿急、尿失禁以及尿潴留。

通俗一点讲就是,有的患儿表现为憋不住尿、漏尿、无法控制小便,有的患儿表现为尿不出尿、排尿困难等。随之而来的就是出现会阴部的湿疹、泌尿系的感染等继发情况,甚至有些患儿会出现便秘或大便失禁等排便异常的情况。

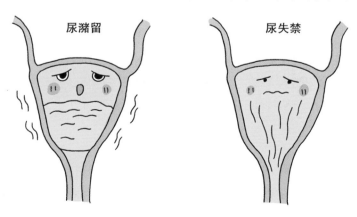

尿潴留　　　　尿失禁

3.得了神经源性膀胱会对孩子造成哪些不良影响？

长期的尿失禁会导致患儿会阴部瘙痒、异味、湿疹甚至皮肤破溃感染。而尿潴留会进一步造成膀胱输尿管的反流，造成上尿路（肾盂及输尿管）积水，进而引起反复的泌尿系感染和肾衰竭，对生命造成威胁。

由于无法控制排尿或尿潴留，需要长期导尿辅助排尿，患儿无法正常生活，无法参与正常的社会活动，会变得自卑，对心理会造成极大的不良影响。

4.孩子得了神经源性膀胱，家长应该如何应对？

家长应该对此类疾病有一个较为理性的认知，各种原因造成的神经损害是无法完全修复的，也就是说造成神经源性膀胱的原发疾病是无法完全治疗的。而目前的医学技术对神经源性膀胱也无法达到治愈的程度，只能最大限度地改善尿失禁和尿潴留的症状，让孩子能够尽可能地回归正常的生活和社会交往，更重要的是防止进一步的上尿路和肾功能的损害，避免肾功能的衰竭。目前，治疗该类疾病的主要方式包括口服药物、间歇性清洁导尿术、康复训练、膀胱扩大术和骶神经调控技术等，家长应该根据孩子的情况及时就医，早诊断、早治疗，给患儿一个较为健全的童年。

（王健）

重复肾

1.什么是重复肾？

重复肾及输尿管是指患侧肾脏是由两部分肾脏组织结合成一体，有一共同包膜，但肾盂、输尿管及血管各自分开的一种肾脏先天性畸形。该病发病率为$2\%\sim3\%$，多见于单侧（左侧多于右侧），女性患儿多于男性患儿。

2.孩子为什么会得重复肾？

在人胚胎第六周时，中肾管末端通入泄殖腔处，向背侧突出一小的盲管，称为输尿管芽。输尿管芽迅速成长，其顶端被原始的生肾组织所包围，状如蚕豆。输尿管芽发育成肾盂，分支形成肾盏，再分支形成肾小盏、集合管。如分支过早,则形成重复的输尿管畸形。分支的高低及多少,可决定形成完全或不完全,双重或多支输尿管畸形。重复输尿管常伴发重复肾脏。重复肾多数结合成为一体,有一共同被膜,表面有一浅沟,但肾盂输尿管及血管都各自分开。重复肾脏完全分开者,甚为少见。

此外,重复肾的发生与常染色体显性遗传以及环境有关。

3.孩子得了重复肾会有什么表现?

(1)不完全型的重复输尿管畸形或完全型的重复输尿管畸形:输尿管均开口于膀胱内,且没有并发症。这类病例完全没有临床症状,只有在进行泌尿系全面检查时才被发现,此类患儿约占60%。

(2)重复肾伴有并发症:出现肾盂肾炎、肾结石、结核、肿瘤、积水等症状而进行泌尿系全面检查时发现。

(3)完全型的双重输尿管畸形:输尿管开口于外阴前庭、阴道等处;患者自幼年就有遗尿史,夜晚尿湿床铺,白天也经常尿湿裤子,但患者又有正常的排尿活动。如有此种病史,应仔细检查外阴,常能见到异常输尿管开口。即使肉眼找不到异常输尿管开口,静脉肾盂造影亦能证实此种先天畸形。

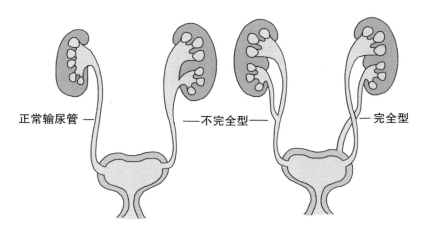

正常输尿管 —　　—不完全型—　　—完全型

4.孩子得了重复肾应如何治疗?

(1)如无症状,可终身不被发现。仅有尿路感染,而无解剖上的异常(肾积水、输尿管口异位)时宜用药物控制感染,不需手术。

(2)有输尿管异位开口者,一般采取输尿管膀胱再植术;当伴重度肾积水和反复发作的泌尿系感染时,可行重复肾及输尿管切除术;若双侧均异位开口可分期行手术治疗。

（3）对无输尿管异位开口者，一般采取保守治疗或行输尿管膀胱再植术；若血尿、腰痛、尿路感染反复发作且重复肾重度积水、肾皮质菲薄者可行重复肾及输尿管切除术。

5.家长应如何进行术前、术后的护理？

（1）发现症状、及时就诊，以免延误加重病情，错过最佳治疗时间。

（2）如出现相关严重并发症如肾盂肾炎、肾结石、结核、肿瘤、积水等需尽早就医。

（3）常规全麻手术前需禁饮食 4～6 小时。

（4）手术后家长要督促患儿尽早下床适当活动，这样可有效促进肠道功能恢复，降低腹腔粘连可能。

6.重复肾的预后如何？

大多数患儿及时手术后，预后良好、生活正常，但如果延误治疗，会有很多并发症，危害较大。如果选择保守治疗，家长需严密观察患儿，一旦出现相关并发症应及时就诊。

（孙丰银）

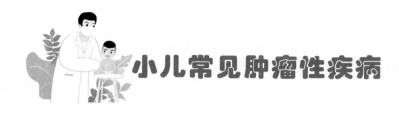

小儿常见肿瘤性疾病

睾丸肿瘤

1.什么是睾丸肿瘤?

睾丸肿瘤以来源于睾丸组织的生殖细胞、支持细胞和基质恶性居多,约占小儿恶性肿瘤的1‰。睾丸肿瘤比较少见,多由白血病和恶性淋巴瘤晚期转移而来,原发的恶性肿瘤在组织学上分为生殖细胞瘤和非生殖细胞瘤。

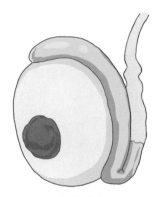

睾丸肿瘤

2.孩子为什么会得睾丸肿瘤?

睾丸肿瘤的发生原因不是很明确,可能与病毒感染、环境污染、内分泌异常、损伤及遗传等因素有关。

3.孩子得了睾丸肿瘤会有什么表现?

睾丸肿瘤发生在睾丸中,一般不会造成明显的疼痛,多数表现为隐匿性增长,常见的症状是无痛性的单侧睾丸增大,可以触及硬结。所以,家长若发现孩子睾丸大小不对等时,一定要及时去医院就诊。

4.孩子得了睾丸肿瘤应怎样治疗?

如果检查高度提示或者怀疑为睾丸内肿瘤,一般是经阴囊切口,行睾丸肿物剜除,然后根据快速病理结果再决定切除范围的大小。如果快速病理提示良性病变,仅需把肿物剜除,然后把残存睾丸缝合即可;如果病理提示是恶性睾丸肿物,则需行根治性睾丸肿瘤切除术,需将患侧睾丸一并切除。

5.睾丸肿瘤手术前后家长应如何护理患儿?

如果家长或者孩子自己发现阴囊有不对等的情况,一定要及时去医院就诊,必要时行进一步检查以明确诊断,做到早发现、早诊断。

进行睾丸肿瘤术后,一般建议孩子多卧床休息,因为手术操作时,阴囊局部会有肿胀或者血肿等情况,术后让孩子多卧床休息、减少活动,有利于减轻局部肿胀出血。

6.睾丸肿瘤的预后如何?

睾丸肿瘤的预后需要结合最终病理结果来判断,如果最终病理报告提示肿瘤为良性病变,就不用再行特殊治疗干预,术后定期随访复查即可。

如果术后病理结果提示睾丸肿瘤为恶性的话,孩子还需要配合辅助放化疗等治疗手段,以达到最佳治疗效果。

(李国伟)

卵巢肿瘤

1.什么是卵巢肿瘤?

该病发生于卵巢,儿童并不常见,各年龄段均可发生,但各年龄段发病的肿瘤类型有所区别,且大部分都是良性的。该病大致分为非新生物性病变和新生物性病变两类,前者主要为一些功能性囊肿,后者主要为

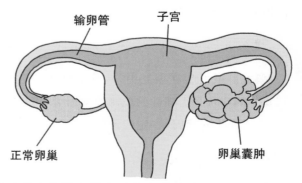

良恶性肿瘤。其中良性的囊性畸胎瘤是儿童最常见的卵巢肿瘤,而且 10% 的患儿可累及双侧卵巢。

2.孩子为什么会得卵巢肿瘤?

卵巢肿瘤的疾病种类复杂,良恶性肿瘤之间区别甚大,很大一部分发病机制尚不明确。例如,卵巢卵泡囊肿在胎儿和新生儿常见,最可能由母亲和胎儿的促性腺激素刺激卵巢引起,发病机制尚不明确。再如发病率最高的卵巢畸胎瘤,其瘤体组织结构与卵巢完全不同,其发病机制也是众说纷纭。

3.孩子得了卵巢肿瘤会有什么表现?

卵巢肿瘤没有很典型的表现,一般腹痛是最常见的症状,包括脐周、右下腹或左下腹慢性疼痛。在婴幼儿或新生儿中,常为无症状的腹部肿块或腹围膨大(瘤体本身或腹水)。瘤体扭转时,患儿可出现急性阵发或持续性腹痛,伴有恶心、呕吐等。瘤体破裂或出血时,患儿可有急性腹膜炎等症状。瘤体较大时,压迫邻近器官可致排尿、排便困难。某些瘤体产生激素,可出现性早熟、异常阴道流血或妊娠症状。

4.孩子得了卵巢肿瘤应怎样治疗?

青春期前儿童卵巢肿瘤的处理方式取决于肿瘤的性质及相关临床表现。对于单纯无症状的卵巢囊肿,例如新生儿卵巢滤泡囊肿,由于出生后胎儿激素刺激下降,囊肿往往可自行消退。新生儿阶段可行非手术治疗,定期监测超声,但由于卵巢本身存在扭转可能,因此非手术治疗也要有指征。对于无消退可能的卵巢肿瘤,在完整评估后,出于保护卵巢组织及避免潜在扭转、出血、坏死等问题的情况下,推崇安全完整地切除肿瘤,保留所有未被浸润的生殖器官。

5.卵巢肿瘤术前术后家长应如何护理患儿?

(1)卵巢肿瘤的表现多种多样,如孩子有腹痛、腹胀、腹围增大的情况时,应及时就诊,避免延误病情,错过最佳治疗时间。

(2)就诊前禁饮食,由于卵巢扭转一旦发生即为急症,尽快手术探查复位扭转才能最大可能保留卵巢组织,早禁饮食可以缩短入院后的术前禁饮食时间(目前术前常规禁饮食4~6小时)。

(3)术后适当活动,促进肠道恢复。

(4)术后定期复查。

6.卵巢肿瘤的预后如何?

儿童卵巢肿瘤由于绝大部分为良性肿瘤,术后恢复大多良好、复发率低,但仍建议长期随访。如为恶性肿瘤则需根据病理类型进行进一步的综合治疗。

（刘红真）

纵隔肿瘤

1.纵隔是什么?

纵隔位于胸部,是两侧胸腔之间的器官总称,从 X 线片子上看就是两侧肺之间的组织,许多人会将其与心脏混淆。确实,心脏占据了纵隔的大部分位置,但除了心脏,这个部位还有很多非常重要的器官,比如食管、气管、大动脉、上下腔静脉、胸腺、胸导管和神经根等。

2.小儿纵隔会出现哪些肿瘤?

纵隔肿瘤主要是根据其来源来分类及命名的,如来源于气管或支气管的支气管囊肿,来源于食管的食管重复畸形,来源于胸腺的胸腺瘤,来源于神经组织的神经母细胞瘤、神经节瘤或神经纤维瘤,来源于心包的心包囊肿,还有发生于组织间隙的畸胎瘤和淋巴瘤。

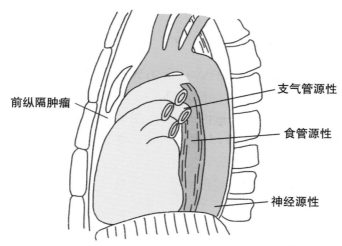

3.孩子为什么会得纵隔肿瘤?

有些肿瘤与先天发育有关,即胚胎组织残余所形成的异常组织,如支气管囊肿、食管重复畸形和心包囊肿等;还有些肿瘤为后天发生的,与基因、发育、环境等多因素相关,如畸胎瘤、神经母细胞瘤,淋巴瘤等。

4.小儿纵隔肿瘤的症状是什么,如何早期发现?

肿瘤的症状主要与其位置和累及的器官有关。胚胎残余形成的肿瘤多为良性,主要表现为压迫症状,如压迫气管可出现咳嗽、呼吸困难,压迫食管可出现咽下困难,压迫血管或心脏可出现循环障碍,压迫神经可出现感觉或运动功能受损。恶性肿瘤除压迫症状以外还可以侵入骨骼或神经引起剧烈疼痛。因此,如果孩子出现各种不适症状持续不缓解,需要及时去医院就诊,排除小儿常见的呼吸系统和消化系统疾病后要考虑到纵隔肿瘤的可能,并完善相关检查以确诊。

5.孩子得了纵隔肿瘤应怎样治疗?

根据孩子的症状和辅助检查,一般可初步确定肿瘤的来源和性质,并制订相应的治疗方案。多数患儿需要手术治疗,良性肿瘤一般可完整手术切除并治愈。但是恶性肿瘤患儿手术前后可能要辅以化疗或放疗,甚至有的恶性肿瘤手术(如淋巴瘤)只是为了切取少量组织行病理检查,化疗才是主要治疗手段。目前,小儿腔镜技术发展较为成熟,多数纵隔肿瘤可通过微创手术切除,术后恢复快、瘢痕小,如果需要也可以更早开始放化疗。

6.小儿纵隔肿瘤的预后如何?

纵隔良性肿瘤手术治愈率高,很少发生并发症。恶性肿瘤的预后与肿瘤的分期有关,早期效果较好,中晚期患儿可能出现周围组织浸润、远处淋巴结或器官转移,导致预后效果较差。因此,还需要家长和医生提高警惕,及早发现、及早治疗。随着手术、放化疗技术的发展,恶性肿瘤的综合治疗越来越成熟,很多中晚期肿瘤患儿也可以得到缓解或治愈。

(孙小刚)

畸胎瘤

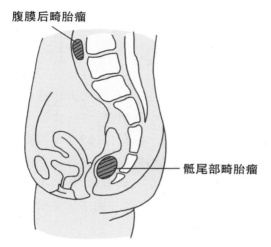

腹膜后畸胎瘤

骶尾部畸胎瘤

1.什么是畸胎瘤？

畸胎瘤也称"寄生胎"，但并不是胎儿，是来源于原始生殖细胞的最常见肿瘤。其病因不清，可能与胚胎期生殖细胞异常分化等因素有关。在年幼孩子中，畸胎瘤最常见出现在骶尾部，即臀部尾椎骨的位置，此外也可能发生于性腺、颈面部、纵隔、腹膜后等，绝大多数畸胎瘤发生在人体中轴线上。在较年长儿童及青春期的孩子中，畸胎瘤多发生在卵巢和睾丸部位，是儿童卵巢和睾丸肿瘤中最常见的类型。另外，畸胎瘤也可能在其他部位发生，如脑部（颅内）。

2.畸胎瘤是良性还是恶性？

畸胎瘤根据组织分化程度可分为成熟（良性）畸胎瘤和未成熟（恶性）畸胎瘤。

成熟畸胎瘤由分化好的外、中、内胚层来源的组织构成，呈圆形或卵圆形，壁光滑、质地坚韧。肿瘤常为囊性或囊实性，包膜完整，多为单房，腔内充满油脂和毛发，有时可见牙齿、骨质等。

未成熟畸胎瘤中包含分化不良的细胞，这些细胞较为原始，分裂潜力强，恶性度较高。肿瘤体积较大，呈球形或分叶状，常穿透包膜，浸润周围器官组织。肿瘤多为实性，可有囊性区域，实性区域质软、细腻，可伴有出血、坏死，囊性区通常充有浆液、黏液或胶冻样物。肿瘤恶性程度根据未成熟组织所占比例、分化程度及神经上皮含量而定。该肿瘤复发及转移率均高。

3.孩子得了畸胎瘤会有什么表现？

多数畸胎瘤患儿早期没有明显症状，常在影像学检查时偶然发现。随着肿瘤的生长，较大的甚至用手摸就可以感觉到，可能伴有疼痛。而不同部位的畸胎瘤会出现不同的临床症状,如卵巢畸胎瘤可有腹痛、腹胀、月经不规则、性早熟等,睾丸畸胎瘤会出现睾丸肿块或疼痛,骶尾部畸胎瘤则可出现便秘、尿失禁、腿部无力等。成熟畸胎瘤也有恶变的风险,肿瘤恶变或未成熟畸胎瘤晚期可表现为消瘦、严重贫血等恶病质征象。

4.孩子得了畸胎瘤应怎样治疗?

畸胎瘤的治疗取决于病变的部位和组织病理类型。

成熟畸胎瘤治疗的首要方案是手术治疗,尽可能清除肿瘤。当然根据肿瘤的类型和生长部位,具体治疗方案会有所不同。术后需要进行密切监测,以防复发。

未成熟畸胎瘤的治疗除了手术和术后观察外,应根据肿瘤的具体情况进行化疗和放疗。通常需要考虑的因素包括肿瘤是否完全切除、恶性程度的分级等。放化疗可显著提高患儿生存率,但是有一定的不良反应。

5.畸胎瘤的预后如何?

整体而言,畸胎瘤的预后不错,未成熟畸胎瘤患儿的整体 5 年生存率超过80%,成熟畸胎瘤患儿预后更好。但是畸胎瘤仍有一定的复发概率,其预后和很多因素相关,如畸胎瘤的不成熟分级、是否恶化、肿瘤的部位等。复发的肿瘤中虽说有 43%～50%是恶性的,但如果发现较早,复发的恶性肿瘤能通过手术和化疗得到很好的治疗效果。因此,治疗后按时复查和长期观察非常重要。

(王东明)

神经母细胞瘤

1.什么是神经母细胞瘤?

神经母细胞瘤是来源于原始的交感神经节细胞的一种实体肿瘤,是一组疾病的统称,几乎只发生于儿童。腹腔内的肾上腺是最常见的原发部位(40%),其次是腹部交感神经节(25%)、胸部交感神经节(15%)、颈部交感神经节(5%)和盆腔交感神经节(5%),就是分布在脊柱的两侧,而有约 1%的患儿未能发现原发肿瘤。

有研究猜测该病的发生可能与环境和遗传相关但尚不明确。该病患儿的家族中如果没有多人发病的病史,那么其同胞也发病的可能性非常小,但其后代的患病风险还难以确定。

神经母细胞瘤虽然总体发病率不高,但作为儿童最常见的颅外实体肿瘤,在我国仍然有着广大的患病群体。低危的神经母细胞瘤治疗效果很好,甚至有些不需治疗就可以自愈。而高危组的患儿要经历同疾病长期而艰难的斗争,包括孩子的家长,要付出极大的精力、时间和财力。

2.孩子得了神经母细胞瘤会有什么表现?

不同部位的肿瘤表现不同:腹部肿瘤可表现为腹痛或腹胀,腹部有肿块,甚至可引起便秘、排尿困难等;胸部肿瘤可表现为咳嗽、喘憋、呼吸困难等;颈部肿瘤可出现颈交感神经麻痹综合征(肿瘤同侧的上眼睑下垂、瞳孔缩小和无汗症状)、一侧的上肢疼痛、活动及感觉异常等;椎旁肿瘤侵犯椎管可以压迫脊髓,从而出现疼痛、运动或感觉障碍、大便失禁和(或)尿潴留。

还有一些患儿会出现肿瘤伴随的全身症状,这往往需要医生进行专业的评估。

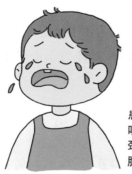

患儿表现:
咳嗽、喘憋、呼吸困难
颈交感神经麻痹综合征、活动异常
腹痛、腹胀、便秘、排尿困难

神经母细胞瘤症状

3.患儿住院后为什么在开始治疗前一直在做各种检查?

当孩子不幸确诊了神经母细胞瘤后,医生要根据分期和风险分级来确定治疗方式,再根据孩子的具体情况制订详细方案。这既能保障治疗强度,又能避免过度治疗对孩子造成太大损伤。比如化疗,剂量、强度太高会出现较为严重的不良反应,剂量不足则达不到效果,还可能发生耐药。通过细致评估孩子全面的情况,可以制订个体化的治疗方案,一旦开始治疗,绝大多数孩子的不适会很快得到缓解。

但是,如果孩子出现了剧烈头痛、呼吸困难、明显的腹胀、呕血等危重症状,家长应该通知医生尽快治疗以缓解症状。

4.孩子得了神经母细胞瘤应怎样治疗,需要多长时间?

经过详细的评估后,医生会制订以化疗、手术、放疗为手段的一系列治疗方案。治疗期间,医生也会根据孩子的变化、反应随时调整方案,有的孩子甚至还要进行干细胞移植和免疫治疗。家长们如果有精力,也可以看一看国内的治疗指南,如2015年的《儿童神经母细胞瘤诊疗专家共识》和2019年的《儿童神经母细胞瘤诊疗规范》。

一般来说,高危病例的治疗需要一年以上,中危病例需要半年左右,低危病例可能只需要手术就可治愈。甚至一些孩子有机会自愈,之后只需要定期复查就可以了。

5.高危神经母细胞瘤的预后如何?

神经母细胞瘤的预后差别很大。低危病例总体生存率接近100%,中危病例长期生存率超过90%,而高危病例的长期生存率曾经只有约15%。但是,随着高强度的多学科治疗的应用,高危病例的长期生存率已经能达到约50%,无论分期如何,绝大多数孩子的情况都会在治疗后得到改善。

用于治疗高危神经母细胞瘤的GD-2抗体(达妥昔单抗β,凯泽百)于2021年12月在国内正式上市,另一种GD-2抗体3F8(Naxitamab)也正在全球进行临床试验。目前,北京、南京的一些医院在以临床试验的形式开展^{131}I-MIBG治疗。PD-1/PD-L1抑制剂对神经母细胞瘤效果不理想。NK细胞疗法结合化疗或Ch14.18对神经母细胞瘤可能有效,但目前还没有广泛应用。GPC2-CAR T细胞治疗神经母细胞瘤已经显示出效果。

世界各地的医生和科研人员在持续不断地研究和改进神经母细胞瘤的治疗方法,在同疾病斗争的路上与患儿和家属同行。

(穆维靖)

胰腺肿瘤

1.什么是儿童胰腺肿瘤?

儿童的胰腺肿瘤十分罕见,仅占儿童肿瘤的 $0.6\%\sim0.8\%$。肿瘤多发生于学龄期或者青春前期儿童,在诊断时平均年龄为 (7.9 ± 4.6) 岁,男性患儿略少于女性。

儿童胰腺肿瘤也分良性恶性,良性肿瘤常见的为胰腺损伤或胰腺炎后所形成的胰腺假性囊肿,恶性肿瘤常见的为胰母细胞瘤。在实际临床中,接触最多的胰腺肿瘤为胰腺实性假乳头状瘤,它是一种交界性肿瘤,具有低度恶性潜能,发病率约占胰腺肿瘤的 3%。

2.孩子为什么会得胰腺肿瘤?

该病发病原因不明,与多方面因素有关。孕期母体病毒感染、药物刺激、遗传因素以及生后致癌因素刺激等均可造成患儿胰腺肿瘤发生。

3.孩子得了胰腺肿瘤会有什么表现?

由于小儿胰腺肿瘤多数发生于胰腺的体部或者尾部,临床症状很少。最常见的症状为腹痛或腹部包块,部分患儿诉说腹部不适。有些患儿无明显症状,是在体检或因其他疾病进行影像学检查时偶然发现。瘤体较大时,偶尔会因压迫引起梗阻性黄疸、急性胰腺炎。有的患儿还会出现贫血、便血、呕血症状,甚至一开始出现发热和体重下降。

4.孩子得了胰腺肿瘤应怎样治疗?

首先应尽可能完善相关检查,初步判断肿瘤性质,评估肿瘤位置与周围毗邻关系。诊断明确后一般先保守治疗 6 周左右,部分囊肿可缩小或消退。若囊肿不消失或增大,可考虑手术干预,一般选择内引流术。若患儿状况不佳,也可选择外引流,但易复发。

若怀疑为胰母细胞瘤或者胰腺实性假乳头状瘤,手术是治疗的主要手段,应争取将病灶完整切除。对于瘤体较大、不可切除或者远处有转移的胰母细胞瘤患儿,则应进行术前化疗,再评估手术指征。

5.儿童胰腺肿瘤的预后如何?

胰腺假性囊肿治疗后预后良好,部分外引流者可有窦道形成或者复发。

胰腺实性假乳头状瘤是一种低度恶性肿瘤,绝大多数肿瘤自然病程较长,手术切除后多可获得根治性疗效。极少数患儿可发生局部复发及转移,即使局部复发或远处转移的肿瘤,再次手术远期效果也很好。

胰母细胞瘤是一种罕见的儿童恶性实体瘤,发病缓慢、转移较晚,因此多数肿瘤能完整切除。但如果发生远处转移,则预后较差,患儿生存率只有11%。

(侯培民)

骨肿瘤

1.儿童的骨肿瘤一定是癌症吗?

很多家长听到"肿瘤"一词往往会谈"瘤"色变,其实并不是所有的骨肿瘤都是"骨癌",骨肿瘤也分为良性和恶性。其中,儿童比较常见的良性骨肿瘤包括骨软骨瘤、骨囊肿等,常见的恶性骨肿瘤包括骨肉瘤、尤文氏肉瘤等。不同性质的肿瘤,从治疗方式到预后均不相同。

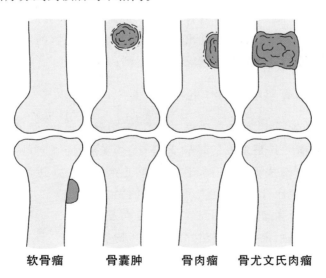

<table>
<tr><td>软骨瘤</td><td>骨囊肿</td><td>骨肉瘤</td><td>骨尤文氏肉瘤</td></tr>
</table>

2.孩子这么小，为什么会得骨肿瘤？

骨肿瘤的发病原因是多因素的，包括遗传因素、环境因素、放射线影响等，但都没有一个明确的病因。而有一些骨肿瘤儿童期为高发期，尤其是对于一些恶性骨肿瘤需要特别注意，如骨肉瘤好发于 10～20 岁生长旺盛的青少年，而尤文氏肉瘤发病年龄更早，多发生于 5～30 岁。

3.孩子得了骨肿瘤一般都有什么表现，家长平常要注意什么？

部分良性骨肿瘤患儿不会出现特殊的症状，也可能终生都不会发现该病。对于向外生长的良性骨肿瘤，如骨软骨瘤，当肿瘤长大，凸起于皮肤表面，可能会在体表摸到包块。当肿瘤压迫或影响周围组织，可能产生疼痛及周围关节的活动受限；而对于内向生长的良性骨肿瘤，如骨囊肿，在其生长过程中可能会产生疼痛，而且由于骨囊肿局部的骨质可能会变薄，使得骨头的强度下降，进而容易产生病理性骨折。很大一部分的骨囊肿患儿都是因为外伤后产生局部疼痛，去医院检查时发现的。

对于恶性的骨肿瘤，如骨肉瘤和尤文氏肉瘤，好发于四肢骨，其早期的表现很隐匿，可能只是轻微疼痛，甚至只是局部的酸胀感。这种疼痛可能会是持续的疼痛，夜间尤其明显，休息后也无法缓解，很多时候容易和"生长痛"相混淆。随着疾病的进展，疼痛会愈发明显，疼痛部位固定，局部可能会出现肿胀、皮温增高的症状。如果孩子出现发热、食欲减退、贫血等症状，可能是疾病出现了快速进展。对于家属来说，如果患儿出现了持续的、无法缓解的肢体疼痛，甚至出现局部肿胀等情况，一定要及时就医，尽早得到诊治。

4.孩子得了骨肿瘤应怎样治疗？

对于良性的骨肿瘤，如骨软骨瘤，如果局部可触及包块，便可以选择手术切除，因为骨软骨瘤尤其是多发的骨软骨瘤有一定的恶变倾向。而对于骨囊肿，如发现存在，还应该尽早进行手术干预，以防止疾病进一步进展，引起病理性骨折。一旦发生病理性骨折，还应该采用必要的固定措施。

对于恶性的骨肿瘤，根据不同的部位、分期及有无发生远端转移，需采取综合治疗，如手术切除、化疗、免疫治疗和靶向药物治疗等。

5.骨肿瘤的预后如何?

良性的骨肿瘤大多预后良好,也不会影响孩子的正常生活,但仍有部分良性骨肿瘤有复发风险。恶性骨肿瘤的预后仍要根据肿瘤的分期,以及患儿对不同治疗方案的反应决定,一些早发现并规律治疗的患儿是可以得到长期生存的。所以,早期发现并积极配合医生的治疗对疾病的预后至关重要。

6.骨肿瘤治疗后需要康复锻炼吗?

任何骨科手术,术后的康复锻炼都十分关键,目的是尽可能恢复或保留肢体的功能,使患儿可以正常地生活。这些康复锻炼包括肌肉的力量练习和关节的活动练习等。

(庄岩)

肝母细胞瘤

1.什么是肝母细胞瘤?

肝母细胞瘤是一种恶性的原发性肝脏母细胞肿瘤,是小儿最常见的肝脏原发性恶性肿瘤,多见于 6 个月至 5 岁的幼儿,男性比例稍高。发病机制尚不明确,可能与细胞遗传学异常、低出生体重、妊娠期各种不良因素(孕期大量饮酒、抽烟、口服避孕药等)有关。临床表现缺乏特异性,最常见的症状为腹部膨隆,常伴有甲胎蛋白的增高。恶性程度高者,可通过血液和淋巴途径广泛转移。

2.孩子得了肝母细胞瘤会有什么表现?

该病发病隐匿,临床表现也不典型,早期没有明显的症状,家长往往就忽略了。家长带孩子就诊一般是因为给孩子换衣服或者洗澡的时候发现上腹部隆起或摸到肿块,仔细回顾才发现忽视了患儿早有厌食、消瘦、夜间哭闹、呕吐及腹泻的情况。疾病晚期表现为上腹部或全腹膨隆、腹壁静脉曲张、腹水、发热、贫血,因腹部巨大肿块造成呼吸困难等。

肝母细胞瘤发展迅速,肿瘤生长较快,发现时肿瘤体积已经较大,约 20% 的病例在确诊时已出现广泛转移,因此家长在日常生活中要多注意对孩子进行观察,体检时也可考虑进行腹部超声检查以利于发现早期病变。当孩子出现以上症状时不要恐慌,及时带孩子就医。另外,少数男性患儿以性早熟为始发症状,表现为生殖器增大、声音低沉、阴毛生长。

3.孩子得了肝母细胞瘤应如何治疗?

该病目前以手术切除为最主要的治疗手段,常联合化疗、放疗或免疫治疗等。化疗作为手术切除的补充,术前化疗可缩小肿瘤和控制远处转移,为手术创造条件。术后化疗可减少肿瘤复发和转移的发生。介入治疗可在手术和化疗效果都不理想时进行,也可使肿瘤缩小、血供减少,为进一步治疗创造机会。无法进行手术治疗的患儿可考虑行肝移植。

4.肝母细胞瘤术后家长要如何护理患儿?

(1)由于肿瘤存在复发和转移的可能,因此要求患儿在停止治疗后定期复查,警惕放化疗的不良反应。

(2)保持乐观愉快的情绪。

(3)生活节制,平时注意休息、劳逸结合,生活有序,养成良好的生活习惯。

(4)合理膳食,摄入的食品种类多元化。

5.肝母细胞瘤的预后如何?

肝母细胞瘤预后良好,一般不伴随肝硬化,可手术切除的范围大,且对化疗敏感,即使初诊时肿瘤体积较大,也可通过化疗缩小肿瘤体积,为手术治疗创造条件。

除此之外,儿童的肝脏比起成年患者有更大的代偿潜能。因此,儿童肝母细胞瘤可治疗且治疗后患儿有较好的生活质量,家长对治疗要有信心。

（张强业）

肾母细胞瘤

1.什么是肾母细胞瘤?

肾母细胞瘤是儿童最常见的恶性肿瘤,国外也称"wills 瘤",大多数都是单侧的,也就是说只影响一个肾脏,少数病例会影响两个肾脏。良好组织学型包括典型肾母细胞瘤、肾多房性囊肿、肾横纹肌肉瘤、先天性中胚叶肾瘤;不良组织学型包括渐变型肾母细胞瘤、肾透明细胞肉瘤、恶性横纹肌样肉瘤。不良组织学型治疗效果相较于良好组织学型差。

2.儿童为什么会得肾母细胞瘤?

肾母细胞瘤多发于 15 岁以下的儿童,多见于 3～4 岁儿童。目前原因仍然不明,肾母细胞瘤由没有发育分化成熟的肾脏细胞发展而来,大部分肾母细胞瘤没有遗传性。肿瘤的发生是由于相关基因的变异,导致细胞异常生长以及增殖,从而最终形成肿瘤。

3.儿童得了肾母细胞瘤会有什么表现?

肾母细胞瘤患儿绝大多数是无意中被发现腹部肿块,如在给孩子洗澡、换衣或触摸患儿腹部时发现。通常肿块表面光滑平整、质地硬、无压痛,比较固定。有的患儿腹部膨隆或两侧不对称。少数患儿有腹痛或恶心、呕吐、食欲减退的消化系统疾病症状,也有患儿表现为血尿、发热、高血压。晚期患儿可出现面色苍白、消瘦、精神萎靡,甚至出现转移症状,如咯血、头痛等。有 12%～15% 的患儿会伴有先天性畸形,如先天性虹膜脉络膜缺损、重复肾、马蹄肾、多囊肾、异位肾、内脏肥大、脐膨出、巨舌、偏身肥大。所以,当家长们在无意中摸到孩子腹部包块时应当及时就医。

4.儿童得了肾母细胞瘤应怎样治疗?

儿童肾母细胞瘤对放化疗敏感,采用综合治疗,患儿的治愈率较高,是综合治疗恶性瘤成功的典范。

20 世纪 50 年代以前,肾母细胞瘤的治疗方法只有手术,患儿 5 年生存率约为 20%。20 世纪五六十年代开始采用手术联合放疗,患儿 5 年生存率达到了 45%～50%。此后,采用手术联合放、化疗的模式,患儿的 5 年生存率达到 85% 以上。如果患儿需要术后放疗,应尽早进行,常用的化疗药物有放线菌素D(A)、环磷酰胺(C)、阿霉素(D)、长春新碱(V)、依托铂甙(E)、2-巯基乙基磺酸钠(M),常用的方案有(A＋V)方案、(A＋V＋D)方案、(V＋D＋E＋C＋M)方案。

5.肾母细胞瘤手术前后家长应如何护理患儿?

(1)一旦发现症状应及时就诊,以免延误加重病情,错过最佳治疗时间。

(2)手术前停止饮食,常规全麻手术前需禁饮食4～6小时,手术后禁食6～8小时。

(3)如患儿体温较高(超过38.5 ℃),在尽快就诊的同时,可为患儿物理降温,不要用止疼药物,以免掩盖病情。

(4)手术后家长要督促患儿尽早下床适当活动,这样可有效促进肠道功能恢复,降低腹腔粘连可能。

6.肾母细胞瘤的预后如何?

现如今,患儿肾母细胞瘤治疗后生存率可达到85％以上。病理类型较好、肿瘤组织分化程度较好的患儿预后效果较好,年龄小于2岁以及肿瘤体积小的患儿预后较好。但如果延误治疗,会有很多并发症,危害较大,并且肿瘤会进一步发展,所以一旦孩子确诊肾母细胞瘤,最好尽早手术切除。

(陈嘉伟)

血管瘤

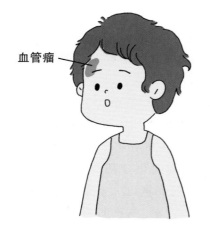

血管瘤

1.什么是血管瘤?

血管瘤又称"婴幼儿血管瘤"。血管瘤及脉管畸形是一种先天性脉管发育异常,属于错构瘤而非真性肿瘤。

2.血管瘤长什么样?

血管瘤往往在出生后几天至1个月内出现,常发生于头、脸及颈部,影响宝宝外观。多数是在体表上的红色斑块,一部分是局部肿块。一些血管瘤在口腔黏膜、肌肉、骨骼、肝和脾等内脏中生长。血管瘤的形状、大小各有不同,呈鲜红或紫红色,有的不高出皮肤,有的外形类似于草莓有红色或暗红色的颗粒高出皮肤表面,用手按压,红色变浅淡或消失。海绵状血管瘤范围较大,包块较软,按压肿块可变小,皮肤可隐现蓝色,有的肿块局部皮肤表面可同时存在红色或紫红色病变。有些发生于肢体的脉管畸形可致巨肢畸形,肢体局部较粗或饱满。

3.患儿有血管瘤,家长该怎么办?

孩子长了血管瘤会有心理阴影,影响身心发育。部分血管瘤可以自行消退,但约半数的血管瘤消退后遗留各种后遗症,少数重症血管瘤引起严重外形和功能障碍,危及生命。2岁以内较小的缓慢增大的血管瘤可以观察。鼻尖、口唇黏膜、头皮处的血管瘤很难自行消退。血管瘤增大快,影响美观和功能,并伴有出血、感染、溃疡,观察期间无消退迹象时应积极主动治疗,不要一味观察等待,错失治疗良机。

4.血管瘤的治疗办法和目的有哪些?

血管瘤治疗方法包括药物治疗(口服、外敷、注射)、激光治疗、介入治疗、手术治疗,首先选择药物治疗。

治疗目的包括控制增长、促进消退、保护功能、增进美观。局部外敷用药有噻吗洛尔或普萘洛尔凝胶。有的血管瘤严重、复杂,需要联合方案治疗。保守治疗效果差的患儿,可以考虑手术切除。

5.儿童血管瘤的预后如何?

血管瘤发现越早,治疗方案越简单,治疗效果也越好。若等到血管瘤已经长大时再治疗,那么治疗难度较大、疗程长、费用高,孩子受疾病折磨的时间也长。因此,建议家长要掌握一些辨别血管瘤的知识,做到早发现、早诊治,尽量减少对孩子身心健康的影响。

(武靖华)

淋巴管瘤

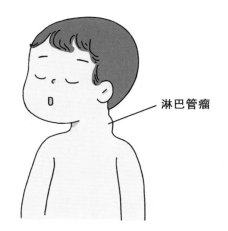

淋巴管瘤

1.什么是淋巴管瘤?

淋巴管瘤是儿童常见良性肿瘤,发病率仅次于血管瘤,位居第二。本病是一种淋巴管的良性过度增生,临床及病理上可分为单纯性淋巴管瘤、海绵状淋巴管瘤及囊性淋巴管瘤三型。该病多发于儿童,肿瘤生长缓慢,自行消退的情况极罕见。

该病病因不明,由多因素引起,如基因易感性、地理环境因素及内分泌等都可影响本病发生,而且病毒的感染和自身的免疫功能缺陷等也与本病有关。

2.孩子得了淋巴管瘤会有哪些表现?

该病为一种多房性囊肿,壁薄、腔较大、内含淋巴液、柔软、边界不清,与黏膜、皮肤无牢固性粘连。淋巴管瘤多发生于颈部后三角区,称张力性包块,呼吸及咳嗽时包块张力加大;若发生在腋下、胸腔或腹腔,可引起呼吸障碍。无感染性损害时,透明试验可透光。左腋下和左侧胸部有巨大包块时,瘤体边界不清,呈囊性,胸部会变形。

3.淋巴管瘤有哪些危害?

(1)淋巴管瘤容易发生感染危害,感染后可与周围组织粘连。

(2)位于面颊部的淋巴管瘤,可使小儿容貌遭到严重破坏,如生长在唇部可引起巨唇,生长在舌部可引起巨舌,表现为影响说话和进食等危害。

(3)软组织内淋巴管瘤通常界限不清楚,往往有较硬的结缔组织硬块,肿瘤表面覆盖有增厚的皮肤,在其表面有时可见到毛细血管扩张的斑块。

(4)淋巴管瘤位于四肢者,主要危害是使四肢畸形、跛行甚至残疾。

4.孩子得了淋巴管瘤应怎样治疗?

淋巴管瘤因为有进一步增大的可能,应尽早治疗,等瘤体增大后治疗会更加困难。可采用手术治疗,以及瘤体内博来霉素或平阳霉素注射治疗,需多次注射,瘤体不会自然吸收,治疗后有复发的可能。

注射治疗对于单个囊性的淋巴管瘤效果最好,多房性囊比较大的淋巴管瘤经过多次注射液才有效;对于小囊密集的,治疗效果较差。注射治疗效果好的话,患儿可以不进行手术,如果效果不好还可以再进行手术治疗。

5.儿童淋巴管瘤的预后如何?

淋巴管瘤发现越早,治疗方案越简单,治疗效果也越好。建议家长要掌握一些辨别淋巴管瘤的知识,做到早发现、早诊治,尽量减少对孩子身心健康的影响。

(任传涛)

神经纤维瘤

1.什么是神经纤维瘤?

生活中,有些家长发现孩子身上有多处像胎记样咖啡色的斑片,且随着年龄增长,斑片增多且面积变大,腋窝和腹股沟处出现雀斑,这很可能是患有一种遗传性疾病——神经纤维瘤(NF)。它是一种神经皮肤综合征,可引起皮肤、软组织、神经系统、骨骼、眼部、内分泌等多系统受累而出现的一系列临床表现,是一种常染色体显性遗传病。它分为两种类型,即神经纤维瘤Ⅰ型(NF1)及神经纤维瘤Ⅱ型(NF2),其中 NF1 患儿占绝大多数。所以,本节主要介绍Ⅰ型神经纤维瘤(NF1)。

2.孩子为什么会得神经纤维瘤?

神经纤维瘤的发病原因是人体其中一条染色体的一小段基因发生了错误,也就是发生了基因突变,这段错误基因就是神经纤维瘤基因。它发生异常表达后,从而产生了皮肤、神经系统等多系统器官的损害。约 50% 患儿的神经纤维瘤突变基因由父母遗传而来,其余的则为自发的基因突变。

3.孩子得了神经纤维瘤会有什么表现?

NF1 典型的临床症状包括牛奶咖啡斑、多发性神经纤维瘤、腋窝或腹股沟雀斑等。

牛奶咖啡斑是 NF1 最具特征的临床表现,约 99% 的 NF1 患儿会出现。多于生后偶然发现,牛奶咖啡斑常在 2 岁前出现,4 岁后新出现的牛奶咖啡斑相对较少。牛奶咖啡斑多为大小不一、边界光滑、均匀的色素沉着,日晒可以使其颜色变深,随着年龄增长可以变浅或消退,通常不会向恶性转变,其大小及数量与疾病的严重程度无关。

腋窝和腹股沟雀斑是 NF1 另一常见的临床特征,患者发生率约为 90%,通常在 3~5 岁出现。其颜色与牛奶咖啡斑相同,比牛奶咖啡斑小,多成簇出现在腋窝或腹股沟。

神经纤维瘤也是 NF1 患者特征症状之一,出生时很少出现,随着年龄的增长,神经纤维瘤可逐渐出现并增多,通常不会恶变。神经纤维瘤最常见于皮肤,即皮肤神经纤维瘤,表现为皮下、皮内或外生性肿块,包括突出皮肤的真皮神经纤维瘤以及沿神经分布的皮下神经纤维瘤。真皮神经纤维瘤突出皮面,质地软,颜色可为肉色、粉色或者紫色,可以有蒂或者无蒂,常出现在胸部、腹部及背部。约 50% 的 NF1 患者患有丛状神经纤维瘤,但因多数在体内,体格检查中不能被发现,需要借助 MRI 检查。

除上述临床表现外,该病还有眼球肿瘤、癫痫、生长发育迟缓、认知障碍、视神经胶质瘤、脊柱侧弯等表现。

4.孩子得了神经纤维瘤应怎样治疗?

首先要确定诊断,怀疑此病须去专业的小儿外科或小儿神经科就诊,根据临床表现和相关辅助检查确诊,有时需要基因检测。确诊后患儿每年应进行医学检查和评估,根据具体情况和病变累及相关系统采取个体化治疗。

牛奶咖啡斑和雀斑,它们均无潜在恶性,也不会导致任何功能障碍,对于影响容貌的斑点,患儿可选择皮肤遮瑕相关技术及产品。

皮肤型神经纤维瘤的治疗仅建议用于严重的临床患者,可以选择外科手术切除、激光消融等手段。

丛状神经纤维瘤的一线治疗以手术切除为主,建议在病程早期切除肿瘤,以限制其对患儿功能和外形的影响,并降低手术风险。体积较大或特殊部位致手术切除风险较大的纤维瘤可以应用相关临床实验药物。

视神经胶质瘤,建议要早期发现,严密检测,只有少数有显著瘤体生长及进展。视力丧失的 NF1 患儿需要接受规律抗肿瘤药物联合治疗。

对于骨骼系统损害的孩子,所有 NF1 患儿均应每年行脊柱检查,进行临床评估。如发现营养不良性脊柱侧弯需要早期积极行矫正手术,蝶骨翼发育不良的孩子需接受手术治疗,长骨发育不良的孩子建议补充维生素 D 治疗。

对于发育问题,NF1 患儿常存在发音困难的问题,这些孩子需要语言治疗以纠正发音问题。此外,NF1 患儿的执行能力和注意力经常受影响,神经心理测试可识别患儿所面对的各种特殊困难。社交困难也很常见,有需要的患儿可考虑转诊至心理治疗,以缓解社交焦虑和应对困难。

总而言之,对于本病的孩子要每年进行评估检查一次,甚至到成年以后,也要针对不同情况采取不同的治疗措施。

5.NF1 是遗传性疾病,患有此病的孩子成年以后还能结婚生子吗?

这是家长很关心的问题。首先患儿是可以结婚的,但是 NF1 是一种儿童期后,呈完全显性的常染色体显性遗传病,无隔代遗传或无症状携带者,因此 NF1 患者生育的每个孩子都有 50％机会患有该病。

另外,家长生育有 NF1 宝宝后再生育孩子的患病概率有多大,这就需要对家长进行病史采集和体格检查,尤其要注意 NF1 的皮肤和其他特征,按照诊断标准排除本病,再生育患病孩子的概率就很小了。

6.患儿家长应怎样应对心理问题?

(1)患儿家长应到专业医院的相关专业就诊,获得正确的诊治流程,避免从其他来源(互联网、其他医生等)接收 NF1 的相关信息。非正规来源的信息可能不准确、过时或仅代表最严重的 NF1 病例,给家长增加不必要的焦虑和恐慌。

(2)增强家长对恶性肿瘤风险的认知,要意识到大多数 NF1 肿瘤都属良性。

(3)尽量减轻对 NF1 不可预测性的担忧和恐惧,大部分患儿仍可过正常生活。

(4)和专业医生一起评估 NF1 对孩子日常生活的影响,尤其是美容和医学方面。

（5）此病是可治、可控的，经过正规的诊治，完全可以让患 NF1 的孩子像其他正常孩子一样健康快乐成长。

（刘涛）

肾上腺肿瘤

1.肾上腺在哪里,解剖结构是怎样的?

肾上腺是位于双侧肾上极内侧的腺体，左侧呈新月形，右侧呈三角形，每侧重 4～6 g。

肾上腺组织学结构分为皮质和髓质两部分。皮质占 90％，由中胚层发育而来，按细胞排列，从外向内由球状带、束状带和网状带三层功能不同的细胞组成。皮质分泌类固醇激素，其中球状带分泌盐皮质激素，主要是醛固酮调节水盐代谢；束状带分泌糖皮质激素，主要是皮质醇，调节糖、蛋白质和脂肪代谢；网状带分泌性激素，主要是雄激素。髓质占 10％，来自神经外胚层，主要分泌肾上腺素、去甲肾上腺素和多巴胺。

2.儿童肾上腺常见肿瘤有哪些?

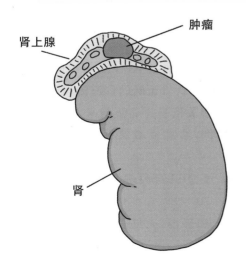

肾上腺各部分病变导致其分泌异常皆可引起不同的疾病。在外科治疗的肾上腺疾病中，以原发性醛固酮增多症、皮质醇增多症和儿茶酚胺症最为常见。肾上腺肿瘤可按其性质分为良性肿瘤和恶性肿瘤，按有无内分泌功能分为非功能性肿瘤和功能性肿瘤，按发生部位分为皮质肿瘤、髓质肿瘤、间质瘤或转移瘤等。儿童常见的肾上腺肿瘤有神经母细胞瘤、神经节神经母细胞瘤、嗜铬细胞瘤等。

3.儿童得了肾上腺肿瘤会有什么表现？

孩子得了肾上腺肿瘤表现为代谢异常、腹痛、腹部肿块等内分泌或肿瘤占位的症状。功能性肿瘤包括原发性醛固酮增多症、库欣综合征和嗜铬细胞瘤。原发性醛固酮增多症患儿伴有晚期低钾血症的高血压相关症状，如肌无力或瘫痪、多尿、心律失常等；库欣综合征患儿可表现为向心性肥胖、满月脸等；典型的嗜铬细胞瘤患儿有阵发性高血压、直立性低血压、代谢异常等症状。

4.儿童得了肾上腺肿瘤应怎样治疗？

该病大多是良性肿瘤，但也有恶性转化的风险，建议通过手术或微创治疗切除肿瘤。目前，研究更倾向于微创手术，因为手术创伤小、恢复快。临床上需要手术干预的肾上腺肿瘤通常为功能性肿瘤或高度怀疑恶性的肿瘤。

5.肾上腺肿瘤的预后如何？

肾上腺区域肿瘤早期诊断与治疗相当重要。发病年龄小、手术完整切除的患儿分期较低，预后相对较好。其中，手术能否完整切除肿瘤是预后好坏的关键因素，能一期手术完整切除病灶的患儿大多预后良好。

（周鹏）

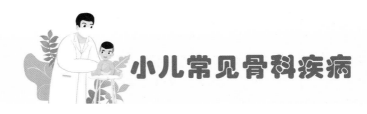

发育性髋关节发育不良

1.什么是发育性髋关节发育不良?

发育性髋关节发育不良,既往称"先天性髋关节脱位",是指婴儿在出生前、出生时、出生后因髋臼与股骨头的对位关系出现异常而发生的一系列髋关节疾病的统称,包括髋关节脱位、半脱位和髋臼发育不良。

2.发育性髋关节发育不良有什么不良影响?

人能正常行走有赖于稳定的髋关节,若髋关节不稳可能会出现跛行、髋部疼痛。随着时间的增长,髋臼与股骨头长期不匹配、磨损,会导致骨性关节炎的发生,甚至发生脊柱弯曲畸形,晚期有可能出现股骨头坏死等,导致终身残疾,严重影响生活质量。

3.什么因素会导致发育性髋关节发育不良?

(1)机械因素(45%):臀位生产胎儿屈髋可导致髋关节向后脱位,而且分娩时胎儿髋关节活动度较大。

(2)内分泌因素(25%):妊娠后期母亲雌激素分泌增多可导致宫内胎儿韧带出现松弛,胎儿出生后易发生股骨头脱位。

(3)遗传因素(25%):遗传和原发性胚质缺陷对发病可能起重要作用。

4.孩子得了发育性髋关节发育不良会有哪些表现?

(1)出生至6月龄的患儿:可出现大腿皮纹和臀纹不对称、关节弹响、下肢不等长、髋关节外展不对称等现象。

(2)7～18月龄的患儿:随着年龄的增加,体重和活动量加大,除上述表现外,查体可看到双臀外观不对称、会阴宽、平卧屈髋屈膝时双膝不等高等现象。

(3)18月龄至8岁(行走年龄)的患儿:可出现跛行、鸭步、下肢不等长、腰椎前凸增大、髋外展受限等现象。

(4)大于8岁的患儿:除上述表现外,应注意有无疲劳性疼痛和(半脱位患儿)关节运动终末挤压痛等。

(5)髋臼发育不良:可见于各年龄组,可为原发或继发(闭合/切开复位后)。多无症状,晚期可有髋部疲劳感或疼痛;少有阳性体征,但应注意运动终末疼痛,提示盂唇损伤。

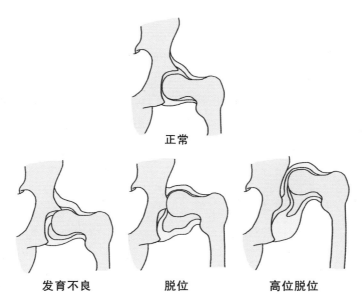

正常

发育不良   脱位   高位脱位

5.哪些婴儿需要检查以排除发育性髋关节发育不良?

(1)体格检查发现髋关节稳定性有异常或有可疑阳性发现的婴儿。
(2)有该病家族史的婴儿。
(3)出生时臀先露的婴儿。
(4)有神经肌肉病变的婴儿。

6.孩子得了发育性髋关节发育不良应怎样治疗?

(1)0～6月龄患儿:首选Pavlik吊带,定期B超检查,每12周一次。

（2）7～18月龄患儿：首选麻醉下闭合复位、"人"字位石膏管型固定。

（3）18月龄至8岁患儿：2岁以内仍有可能试行闭合复位，但多数患儿需切开复位及截骨。

（4）大于8岁的患儿：若无症状，可X线片随访；如有症状，应用各类截骨术或髋关节置换。

（庄岩）

马蹄足

1.什么是先天性马蹄内翻足？

先天性马蹄内翻足是指踝关节的内、外翻肌力和屈、伸肌力平衡失调，发生足内翻或下垂内翻改变。

最常见的情况是，在新生儿出生后不久，医生会通过观察其足部形状和位置来诊断马蹄内翻足。有时，医生可能会要求患儿进行X线检查以充分了解马蹄内翻足的严重程度。大多数马蹄内翻足病例可以通过孕期第20周常规超声检查发现。

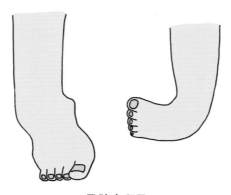

马蹄内翻足

2.发现孩子得了马蹄内翻足，家长应如何处理？

虽然在婴儿出生前无法对该病症采取任何措施，但家长发现孩子得了马蹄内翻足后，应尽早去医院骨科就诊。骨科医生专业评估后制订治疗方案，无论马蹄内翻足的严重程度如何,初始治疗都应该是非手术治疗。

3.马蹄内翻足的鉴别诊断有哪些?

先天性马蹄内翻足需与新生儿足内翻、神经源性马蹄足、脊髓灰质炎后遗马蹄足、脑瘫后马蹄足、多关节挛缩症马蹄足相鉴别。

(1)新生儿足内翻与先天性马蹄足外观相似,多数为一侧足呈马蹄内翻,但足内侧不紧,足可以背伸触及胫骨前面,经手法治疗1～2个月可完全正常。

(2)神经源性马蹄足是神经改变引起的马蹄足,随儿童发育畸形逐渐变得明显,应注意肠道和膀胱功能有无改变,足外侧有无麻木区,特别注意腰骶部小凹或窦道及皮肤的色素改变,必要时应进行 MRI 检查以确定是否存在脊髓栓系。另外,肌电图及神经传导功能检查也对了解神经损伤有帮助。

(3)脊髓灰质炎后遗马蹄足患儿出生时足部外观无畸形,发病年龄多在 6 个月以上,有发热史,多为单侧发病,伴有腓骨长短肌瘫痪。患儿早期无固定畸形,大小便正常,可有其他肌肉瘫痪。

(4)脑瘫后马蹄足患儿围产期或出生后有缺氧史,大多于出生后就发现异常,马蹄足畸形随生长逐渐明显,但在睡眠中可消失或减轻,一经刺激畸形可变得更明显。足部畸形以马蹄为主,内翻少或无内收,畸形多为双侧性或同侧上下肢,双下肢交叉步态,下肢肌痉挛明显,患儿常伴有智力减退。

(5)多关节挛缩症患儿马蹄足呈双侧性,足畸形为全身多个关节畸形的一部分,全身大多数肌肉萎缩、变硬,脂肪相对增加,马蹄足僵硬不易矫正,髋、膝关节常受累。

4.孩子得了马蹄内翻足应怎样治疗?

该病治疗方法分为非手术治疗和手术治疗,治疗目的是矫正畸形,保留其活动度和肌力,恢复足的正常负重区,使患儿能正常负重行走,改善外观,避免和减少复杂性手术。但是先天性马蹄内翻足不可能完全矫正,与正常足相比,会残留少量的僵硬、短小或畸形。

(1)非手术治疗:目前 Ponseti 治疗方法在许多国家已成为标准的治疗方法。这种方法在患儿出生后 7～10 天即可开始,手法轻柔,稳定有力,按一定顺序在前足旋后位上用连续外展的手法和系列管型石膏固定来矫正这类畸形。

(2)手术治疗:非手术治疗失败或未能完全矫正畸形,以及延误治疗的病例需手术治疗。

①软组织手术：如马蹄内翻出现跟腱挛缩，手术可以做跟腱延长，将足底的胫后肌腱或者胫前肌腱内移，改善足部背伸、外翻的力量，属于软组织手术。

②骨性手术：包括跟骨截骨、第一跖列抬高、中足截骨、三关节融合等。手术的方式很多，医生会根据患儿实际情况，用最经济的手段、最小的创伤达到最好的治疗效果。

此外，用外固定支架、Ilizarov 支架慢慢牵引纠正马蹄内翻足，也是比较好的方法。

（张圣令）

股骨干骨折

1.什么是儿童股骨干骨折？

股骨干骨折，顾名思义是发生在股骨干部位的骨折。儿童股骨干骨折较常见，约占儿童所有骨性损伤的 1.6％。虽然儿童股骨干骨折会造成短期功能丧失，但随着现代医学技术的发展，大多数都可以成功治愈且鲜有长期后遗症。这些治疗技术的进展缩短了儿童下肢功能丧失的时间，减轻了骨折恢复过程中护理的负担。

2.儿童股骨干骨折的治疗方式有哪些？

由于各年龄阶段儿童肌肉力量、骨骼塑形能力和配合度差异较大，所以治疗方法各异，下面根据不同年龄详述儿童股骨干骨折的治疗方法及注意事项：

（1）新生儿至 6 个月以内：这个年龄段的婴儿骨膜较厚，而且骨骼重塑能力较强，很少需要严格的复位和外固定，患儿极少需行牵引治疗，常用的固定方法：①Pavlik 吊带；②髋"人"字石膏。

（2）6 个月至 5 岁：这个年龄段的患儿下肢肌肉的力量已大大增强，往往导致股骨干骨折后稳定性不佳，采用 Pavlik 吊带已无法满足应用，保守治疗方面多采用"人"字石膏/支具固定或皮肤牵引。对于身材超过平均水平的患儿，需要采用手术的方法来获得满意的效果。

（3）5～11 岁：这个年龄段的患儿虽然仍可应用牵引和石膏固定，但由于石膏固定所带来的社会问题和护理问题，导致骨折内固定成为主导趋势。弹性髓内针固定是这个年龄段股骨干骨折患儿的主要治疗方法。不过,肌肉下钢板内固定和外固定架仍有其用武之地,尤其对于长度不稳定的骨折或难以治疗的股骨干近端或远端 1/3 骨折。

随着技术的进步,经大粗隆或粗隆下交锁髓内钉固定已广泛应用于 11~12 岁肥胖儿童和 13 岁以至骨骼发育成熟的儿童股骨干骨折。但钢板仍有应用价值,适用于股骨粗隆下或股骨髁上骨折。

（陈骏飞）

肱骨髁上骨折

1.什么是肱骨髁上骨折?

该病是发生在肱骨下端肱骨内、外上髁上方 2 cm 以内的骨折,是儿童上肢骨折中最常见的一种类型,占小儿肘部骨折的 50%~60%,好发年龄为 4~10 岁,常合并血管损伤、缺血性痉挛,晚期可出现肘内翻等畸形。

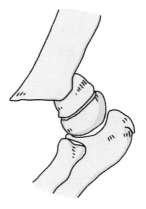

肱骨髁上骨折

2.儿童为什么容易发生肱骨髁上骨折?

该病受多因素的影响,一方面儿童天性活泼,运动量大,发生意外时,往往会手掌撑地,或胳膊轴着地,这时候外力往往集中在肱骨髁上。另一方面,肱骨髁上是肱骨骨皮质最薄弱的地方,前方是鹰嘴窝、后方是冠突窝,此处前后骨皮质往往紧紧贴在一起。还有一个因素是这个地方的骨头不是"直的",而是有一个"前倾角",这些都导致儿童最容易发生这个部位的骨折。

3.儿童肱骨髁上骨折会有什么表现?

该病患儿会有明显的外伤史,有些患儿会用另一只手托住受伤的手,即使有些年龄小的患儿表述不清,家属也能发现小朋友不敢伸直或屈曲活动上肢,帮助他活动的时候哭闹明显,按压肘关节时患儿也会有明显的哭闹反应。家长一旦发现孩子有这些表现,应及时就医。

4.孩子得了肱骨髁上骨折要怎样治疗？

无移位或移位很轻的患儿，一般可用支具固定，不影响手指的活动，待骨折愈合后拆除支具，后期不会发生意外情况。移位很重的患儿，就需要接受手术治疗。肱骨髁上骨折需要尽可能地解剖复位，以防止发生肘内翻/外翻畸形或伸屈功能丧失。手术一般采用闭合复位克氏针固定，这种手术方式不影响患儿后续的生长，也不需要二次取出钢钉，符合国际上的儿童骨科微创理念。

5.肱骨髁上骨折手术前后家长应如何护理患儿？

（1）家长应关注孩子，发现症状则及时就诊，以免延误加重病情，错过最佳治疗时间。

（2）虽然骨折的治疗是尽早复位，但并不是到医院以后立马手术，因为手术时间和儿童后续的恢复情况没有相关性，医生一般会给儿童做完检查，排除手术禁忌后再安排手术。

（3）如患儿疼痛剧烈，可口服非甾体药物止痛，骨折的地方用冰袋外敷，防止肿胀加重。

（4）需注意患儿的手指活动情况，防止局部肿胀发生一些并发症，并且鼓励患儿下地活动。

6.肱骨髁上骨折的预后如何？

绝大多数患儿及时手术后，治疗效果非常好，不影响儿童的正常生活。但少部分患儿可能会并发肘内/外翻畸形，需要术后 6 个月以后再次接受手术治疗。

（李杨）

肱骨外髁骨折

1.什么是肱骨外髁骨折？

肱骨外髁骨折主要是指肱骨外髁带肱骨小头或肱骨外髁带肱骨小头和部分滑车骨骺的关节内骨折。因其中部分患者仅单纯是肱骨小头骨骺部骨折，故又称为"肱骨小头骨骺分离"，是儿童常见的一种肘关节损伤，多见于 5～10 岁的儿童，发生率低于肱骨髁上骨折。

肱骨外髁包含非关节面（包括外上髁）和关节面两部分，前臂伸肌群附着于肱骨外髁。肱骨外髁骨折后，由于伸肌群的牵拉，骨折块可发生不同程度的移位。

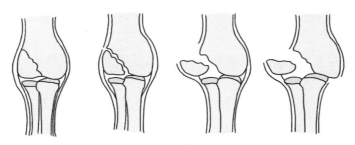

不同类型股骨外髁骨折示意图

2.为什么要重视肱骨外髁骨折？

肱骨外髁骨折为关节内骨折，有着关节液的浸泡，骨折本身的愈合能力就会减弱。另外，该病骨折块相对较小，但又非常重要，一定要解剖复位。单纯的石膏固定又很难完全限制活动，所以骨折期间患儿要定期复查。尤其需要注意的是，儿童的表述能力往往较成人欠佳，而儿童和成人的 X 线片又不一致，不规范的诊疗往往会造成对症状的遗漏，因此患儿一定要去医院找专业的小儿骨科大夫面诊。

3.孩子得了肱骨外髁骨折会有什么表现？

患儿会有明显的外伤史，有些小朋友会用另一只手托住受伤的手，即使有些年龄小的孩子表述不清，家长也能发现孩子的手不敢伸直或屈曲活动，帮助他活动的时候哭闹明显，肘关节外侧肿胀，按压肘关节外侧孩子也会有明显的哭闹反应。家长一旦发现孩子有这些表现，应及时看医生。医生一般会给孩子行 X 线检查，观察有无骨折的情况。

4.孩子得了肱骨外髁骨折应怎样治疗？

根据骨折移位的程度，把骨折分为轻、中、重等不同情况。移位很轻或没有移位的患儿，一般用支具固定，不影响手指的活动，待骨折愈合后拆除支具。移位很重的患儿,就需要接受手术治疗。因为肱骨外髁骨折为关节内骨折,需要尽可能地解剖复位,骨折断端一般用克氏针给予固定,这种固定方式不影响孩子的后期生长。

5.肱骨外髁骨折手术前后家长应如何护理患儿?

(1)家长应关注孩子,发现症状后及时就诊,以免延误加重病情,错过最佳治疗时间。

(2)虽然骨折的治疗是尽早复位,但患儿需要做完相关检查排除手术禁忌后再安排手术。

(3)如患儿剧烈疼痛,可口服非甾体药物止痛,骨折的地方用冰袋外敷,防止肿胀加重。

(4)需注意患儿的手指活动情况,防止局部肿胀发生一些并发症,并且鼓励患儿下地活动。

6.肱骨外髁骨折的预后如何?

绝大多数患儿及时手术后,预后非常好,不影响儿童的正常生活。

(李杨)

锁骨骨折

1.什么是锁骨骨折?

锁骨是上肢与躯干的连接和支撑装置,横架在胸廓的前上部两侧,位置比较表浅,可以从体表触摸到全长。

锁骨骨折是一种常见的肩部创伤,是在暴力作用下导致的锁骨连续性和完整性的中断。

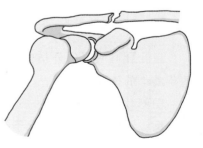

锁骨骨折示意图

2.孩子为什么会发生锁骨骨折?

(1)跌倒、碰撞等造成肩外侧受力时,或跌倒时,用手撑地,力量经手臂传导作用于锁骨。

（2）锁骨直接受到打击、碰撞时也可以造成锁骨骨折。

3.孩子发生锁骨骨折时会有什么表现？

患儿一般表现为肩部肿胀、疼痛，拒绝触碰，不敢活动。为减轻疼痛，患儿常用健侧手托住受伤侧的前臂和肘部。若患儿骨折严重，可能发现局部有畸形。另外，骨折断端发生摩擦时可触及摩擦感或听到响声。

4.孩子发生锁骨骨折时家长应该怎么办？

家长应悬吊孩子患侧上肢使其固定，局部冷敷患处，并迅速到医院就诊。若孩子伤情严重，可拨打"120"急救电话，等待专业人员救助。

5.孩子发生锁骨骨折应如何治疗？

医生一般会给患儿做 X 线检查，明确有无锁骨骨折、锁骨骨折的类型、严重程度等。多数情况下可以保守治疗，给予"8"字绷带固定或锁骨带固定 3～4 周。

个别情况下患儿需手术治疗：①开放性骨折，即骨折断端与外界相通。②怀疑骨折合并了神经血管损伤。③年龄比较大的孩子，骨折移位明显，保守治疗可能遗留畸形。

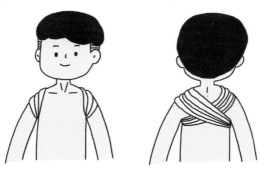

锁骨骨折固定方法

6.儿童应如何预防锁骨骨折？

（1）儿童应在参加对抗性的体育运动时，防止受到撞击和跌倒。

（2）加强对儿童的看护，防止发生意外。

（3）遵守交通规则，防止交通事故的发生。

（刘倩）

肋骨骨折

1.什么是肋骨骨折？

肋骨共有十二对，分布在胸廓两侧，起到支撑胸廓和保护胸廓内脏器的作用。肋骨骨折是常见的胸部创伤，是指在直接或间接暴力作用下导致肋骨的完整性和连续性中断。

2.什么情况下会导致肋骨骨折？

（1）胸部外伤时，肋骨受到冲击。

（2）直接暴力，如钝器击打、胸部受到撞击，间接暴力，如前后胸壁受到挤压时产生的局部剪切力，其他如锐器或火器的损伤等都可导致肋骨骨折。

3.孩子发生肋骨骨折时有什么表现？

患儿主要表现为胸部疼痛，深呼吸、咳嗽时会加重疼痛。较严重的肋骨骨折，如多根多处肋骨骨折或者合并血气胸等情况下，患儿还可能出现呼吸困难。患儿局部可见胸廓畸形，有塌陷或隆起，皮肤可伴有淤青或破损，挤压胸廓时有明显的疼痛。

4.怀疑孩子发生肋骨骨折时应如何处理？

当发生胸部外伤或胸部受到撞击后，孩子出现胸痛明显、呼吸困难、局部有开放性损伤等情况时，需要及时到医院就诊。

5.孩子发生了肋骨骨折应如何治疗？

医生会为患儿开具胸部 X 线、CT 等检查以进一步明确肋骨骨折的部位、严重程度，有无并发症等情况，并采取相应的治疗措施。

轻度骨折的患儿可保守治疗，医生会应用镇痛药物，并采取胸带固定胸廓等措施。

病情较重的患儿,如多根、多处肋骨发生骨折,会严重影响呼吸功能,合并严重血气胸,这就需要采取手术治疗。

治疗期间患儿出现疼痛时,可用毛巾包裹冰袋进行冷敷。患儿应吃容易消化、富含蛋白质和钙质的食物。家长可轻轻拍打患儿背部,利于排痰,但需注意避开肋骨骨折部位。

6.如何预防肋骨骨折?

孩子在进行运动时,应提前热身,正确佩戴护具,防止撞伤;日常生活和交通出行时注意安全,防止意外发生。

（刘倩）

骨盆骨折

1.骨盆的位置在哪里,有什么作用?

骨盆由骶骨、尾骨和两侧的髋骨组成。儿童的髋骨还不是一块整体,而是由髂骨、坐骨、耻骨依靠软骨相连而成。骨盆是连接脊柱和下肢之间的盆状骨架。骨盆支持脊柱,将身体的重量传递到双下肢,还具有支持和保护腹腔、盆腔内脏器的作用。

2.什么情况下会导致骨盆骨折?

(1)孩子参加体育活动,如足球比赛,由于肌肉的猛烈收缩造成骨盆边缘肌肉附着点撕脱下来形成骨折。

(2)孩子不小心滑跌坐到地面上时可能导致尾骨骨折。

(3)当孩子的骨盆遭受高能暴力打击,如高处坠落、车祸伤等情况导致骨盆发生骨性结构损伤时,常造成骨盆的稳定性丧失。

3.孩子发生了骨盆骨折会有什么表现?

患儿的骨盆区肿胀、压痛,有时肉眼可见淤血、畸形,还可出现双下肢不等长、翻身困难、活动受限等情况。若患儿伴有尿道、肠管等器官的损伤时可出现血尿、便血。移位较大的骨盆骨折可损伤重要血管,导致患儿出血性休克,危及生命。

4.孩子发生了骨盆骨折应怎么办？

如患儿出现面色苍白、四肢湿冷、神志不清等症状，提示病情危重，应立即拨打"120"急救电话，进行抢救。

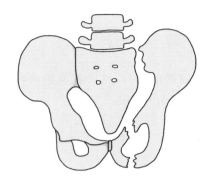

骨盆骨折示意图

5.孩子发生了骨盆骨折应如何治疗？

对于稳定型骨折的患儿，通常采取保守治疗，医生可给予骨盆带固定、卧床休息等措施。

不稳定型骨折的患儿可能存在大量出血，同时多合并腹盆腔脏器损伤，病情凶险。医生会对患者采取控制出血、输液纠正休克等紧急治疗措施，并根据病情不同采用合适的固定装置进行骨折手术复位、稳定骨盆。

骨盆骨折合并有尿道、膀胱、直肠等损伤者，还需要相关科室进行会诊，协同处理。

（刘倩）

脊柱侧弯

1.什么是脊柱侧弯？

脊柱侧弯也称"脊柱侧凸"，是指脊柱的一个或数个节段向侧方弯曲或椎体旋转的脊柱畸形。该病好发于青春期，随年龄增加症状逐渐加剧。

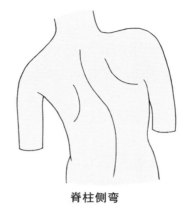

脊柱侧弯

2.脊柱侧弯有哪些类型?

(1)特发性脊柱侧弯:对发病原因不清的脊柱侧弯称为特发性脊柱侧弯,按发现年龄不同分为婴儿型(0～3 岁)、少儿型(4～10 岁)、青少年型(11～18 岁)和成人型(大于 18 岁)。由于青春期骨骼发育很快,畸形加重更加明显,因此大部分特发性脊柱侧弯多于青少年期发病。

(2)先天性脊柱侧弯:由胎儿期先天性骨骼发育不良造成,生后侧弯加重或进展程度与脊椎畸形的类型有明显关系。

(3)神经肌肉型脊柱侧弯:多由肌肉神经方面疾病(肌肉力量不平衡)引发,如小儿麻痹后遗症、大脑性瘫痪等。

(4)神经纤维瘤病合并脊柱侧弯:这类患儿皮肤上常有牛奶咖啡斑,有家族遗传史等。

3.脊柱侧弯能遗传吗?

该病有一定的遗传风险。这意味着双亲中一方遗传基因有异常,则孩子的患病风险会加大。

4.特发性脊柱侧弯的发病率是多少?

如果将脊柱弯曲 11°以上的患儿全部考虑在内,特发性脊柱侧弯在儿童和早期青少年的发病率是 2%,其中弯曲进展或加重而需要治疗的有 0.2%。因此,特发性脊柱侧弯虽然比较常见,但多数患儿不需要治疗。尽管男孩与女孩获得致病遗传基因的机会都相同,但多为女孩发生严重和进行性的畸形。

5.怎样才能早期发现脊柱侧弯?

脊柱侧弯早期畸形不明显,往往不容易引起家长的注意。对于双肩不等高,背部不对称的孩子,需要家长引起重视。如有怀疑,应尽早找专业医生检查,以避免漏诊。

6.怎样诊断脊柱侧弯?

首先,露出背部,从后面检查患儿,观察两个肩膀的高度是否对称;然后观察骨盆是否在同一水平面;检查肩胛区,看看有无向后方的凸起,后方凸起往往提示脊柱弯曲伴有胸廓的畸形。最后,让患儿弯腰检查,脊柱侧弯更容易看到,严重的侧弯表现出剃刀背样改变。

7.确诊脊柱侧弯的最好方法是什么?

(1)拍脊柱 X 线片:患儿取站立位,拍脊柱全长前后位、侧位片。通过 X 线片可确定脊柱侧弯诊断,并测量其严重程度。

(2)标准的测量为 Cobb 法,在弯曲的上端和下端椎体划线,以 Cobb 角度数表示大小。

这些检查为脊柱弯曲程度的测量提供了客观标准,也为之后的随访比较研究提供了依据。

8.患儿脊柱侧弯加重的可能性有多大?

脊柱弯曲可能加重的因素有小龄儿童、女性,以及弯曲度数已超过 11°。在发育成熟后发现脊柱侧弯的患儿,小于 30°的弯曲很少发展,50°及以上的弯曲会加重。

9.脊柱侧弯的患儿会出现什么问题?

(1)明显的脊柱侧弯影响美观,进而可能会影响患儿的心理健康。

(2)弯曲达到 50°的患儿在 40 岁以后会产生背痛。

(3)弯曲大而僵硬的胸椎侧弯患者,肺功能可能会受影响。

(4)严重的先天性脊柱侧弯患儿,可能会出现神经功能障碍,甚至瘫痪等。

10.孩子得了脊柱侧弯应如何治疗?

(1)在生长中的儿童,可以使用支架阻止特发性脊柱侧弯的进展,但不会消除侧弯。另外,支架对于先天性和其他继发性脊柱侧弯的效果较差。支架对中度和柔软性的弯曲最有效。使用支架的目的是控制病情,对 25°～40° 的弯曲是最适合的指征,开始时需全天使用支架,每天 16～23 小时,在骨骼接近成熟时,可调整为只在晚上佩戴。

（2）对于早发的脊柱侧弯可采用连续石膏矫正方法。

（3）对于严重的脊柱侧弯,支架没法控制侧弯进展就需要采用手术治疗。

11.脊柱侧弯支架治疗后家长应如何护理患儿?

（1）患儿佩戴支架后,应注意观察支架与其身体的贴附情况,是否过紧或过松,避免出现皮肤压疮。

（2）注意佩戴时间是否合适,按时调整或更换支具。

（3）做好儿童的心理疏导。

（4）4～6 个月后去医院复查了解矫正效果。

12.脊柱侧弯治疗后预后如何?

如果及早诊断并进行规范治疗,大多数轻度侧弯患儿是可以控制畸形进展并维持脊柱生长的。对于重度侧弯需要手术的患儿,应根据侧弯进展程度、侧弯类型,遵循医嘱,选择在最佳手术时机矫正畸形,大多能获得满意的手术效果。

13.脊柱侧弯手术治疗的风险大吗?

脊柱侧弯手术是比较复杂、风险较高的手术,还可发生与手术相关的并发症,如脊髓神经损失、失血性休克、术后感染、内固定断裂和移位等病症。

（王恒冰）

脑瘫

1.什么是脑瘫?

脑瘫是指婴儿出生前后由于多种原因导致的非进行性脑运动功能损伤,发病率在 2‰ 左右,是小儿骨科最常见的疾病之一。

2.脑瘫的病因是什么？

脑瘫是多种病因导致的症候群，主要致病原因为早产或出生体重低、新生儿窒息或新生儿缺血缺氧性脑病、新生儿高胆红素血症和宫内感染等。

3.孩子得了脑瘫会有什么表现？

患儿主要表现为肢体活动障碍及姿势异常，不同患儿表现差异大，可伴有语言、认知、理解障碍，少数可有癫痫。典型表现为粗大运动和精细运动都发育落后，主动运动减少，肌张力增加，尖足、两腿交叉呈剪刀状等。

根据表现不同，可把脑瘫分为不同类型，如痉挛型单瘫、双瘫、三个肢体瘫和四肢瘫型，手足徐动型，共济失调型以及混合型。

4.脑瘫患儿能治愈吗？

怀疑孩子有脑瘫时要及时就医和治疗，但不幸的是目前还没有治愈的方法。不过，通过治疗可以促进孩子运动等功能的恢复和发育、纠正异常姿势、减轻残疾程度和提高患儿的生活质量。脑瘫患儿治疗时会涉及新生儿科、康复科、小儿神经内科、小儿骨科、神经外科、康复科和护理等内容，需要多学科合作的团队治疗。在发达国家和地区，常常是小儿骨科医生带领康复师和支具师等一起治疗脑瘫患儿。

5.孩子得了脑瘫，家长平时应注意什么？

（1）平时加强护理，注意营养情况。
（2）选择参与个性化肢体及语言等方面的康复训练。
（3）提高开发智能水平。
（4）多与孩子交流互动，提高孩子社交能力。

6.康复治疗对脑瘫患儿有什么作用？

康复治疗是脑瘫患儿主要治疗方法之一，对预防和减少肢体畸形及手术后肢体功能的恢复帮助大。脑瘫患儿个体差异大，要依据粗大运动功能分级系统（GMFCS）制订相应的个性化康复方案。

7.支具和辅具对脑瘫患儿有作用吗?

在许多脑瘫患儿中,支具和辅具对防止或减轻肢体畸形的加重,提高患儿的生活质量有很好的辅助作用,需要在小儿骨科医生和支具师的指导下正确应用。

8.脑瘫患儿需要手术治疗吗?

选择性脊神经后根切断术对缓解可以行走的脑瘫患儿下肢肌张力有一定作用,要严格掌握手术指征,否则容易出现并发症。对于髋关节、膝关节、足踝及脊柱的畸形,在康复及支具保守治疗效果欠佳的情况下,常需要进行各种矫形手术治疗,以提高患儿的生活质量。

粗大运动功能分级系统(GMFCS)是根据脑瘫儿童运动功能受限随年龄变化的规律所设计的一套分级系统。将脑瘫患儿分为 5 个年龄组(0~2 岁;2~4岁;4~6 岁;6~12 岁;12~18 岁),每个年龄组根据患儿运动功能从高至低分为5 个级别(Ⅰ~Ⅴ级)。

(王延宙)

寰枢椎半脱位

1.寰椎和枢椎在哪里?

脊柱是由一块块脊椎构成的,按部位可以分为颈椎、胸椎、腰椎、骶椎和尾椎。颈椎位于颈部,共有7 块,从顶端开始数,第一块是寰椎、第二块是枢椎。寰椎和枢椎的形状与一般脊椎的形状不同。

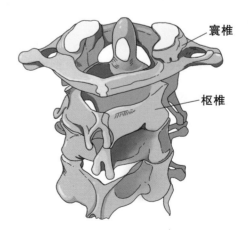

寰椎

枢椎

2.头是如何转动的?

寰椎位于枕骨和枢椎之间,依靠自身特殊结构及周围韧带构成寰枕关节和寰枢关节,两关节联合活动能使头向各方向运动和旋转。

3.什么是寰枢椎半脱位?

该病是指寰椎与枢椎之间的关节发生半脱位。此时,寰枢关节不能正常发挥作用,头部不能正常运动。

4.孩子发生了寰枢椎半脱位会有什么表现?

寰枢椎半脱位时,颈部会疼痛,脖子向一侧歪斜,活动不灵活,有的患者还会伴有背痛、头痛、精神不佳等情况。

5.孩子为什么会发生寰枢椎半脱位?

最常见的寰枢椎半脱位可能与轻微颈部外伤、上呼吸道感染、颈部淋巴结炎和咽部感染等因素有关。患有这些疾病时,一侧颈部肌肉可出现痉挛,导致颈部歪斜,继发寰枢椎半脱位。

6.孩子发生了寰枢椎半脱位应如何治疗?

大多数寰枢椎半脱位可自行缓解,仅需要简单的辅助治疗。症状持续时间小于1周的患儿可以用颈托固定,并休息1周,即可明显改善;大于1周且小于1月的患儿,建议住院行颈椎牵引,可以配合药物止痛治疗;极少数患儿症状会持续6周以上,此时需要石膏矫正甚至手术治疗。

7.寰枢椎半脱位能够痊愈吗?

经过正规治疗,绝大多数寰枢椎半脱位患儿能够痊愈,颈部恢复正常活动。

（李天友）

桡骨小头半脱位

1.什么是桡骨小头半脱位?

桡骨小头半脱位,又叫"牵拉肘""保姆肘",是儿童最常见的肘部损伤,多发生于5岁以下儿童,2～3岁儿童发病率最高。男孩发生率比女孩高,左侧发生率比右侧高。

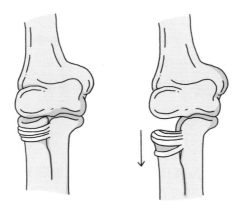

桡骨小头半脱位

2.儿童为什么会发生桡骨小头半脱位?

儿童特别是年幼儿容易发生桡骨小头半脱位,最主要的原因是桡骨小头和环状韧带发育不全。此时的环状韧带松弛且薄弱,桡骨小头较小且柔韧性较大,环状韧带不能很好地包绕固定住桡骨小头,当突然受到外力牵拉时,加上体位因素,就可以导致桡骨小头自环状韧带内脱出。当外力消失后,因为环状韧带嵌压于肱骨、桡骨关节间隙内,桡骨小头无法回到原来的位置,从而形成桡骨小头半脱位。桡骨小头半脱位常常发生于过度牵拉儿童的手腕或前臂后,如领着孩子上台阶,孩子要摔倒时牵拉前臂或手,在床上翻滚时将胳膊压在身体下等情况。

3.儿童发生了桡骨小头半脱位会有什么表现?

孩子主要表现为受到外力牵拉手腕或前臂后,感前臂、肘部疼痛,伴随哭闹,肘部轻度屈曲或伸直,不敢活动,不能上抬受伤的上肢,也拒绝触碰受伤的上肢。肘关节处一般没有肿胀和畸形,但局部会有触痛,自己活动或被别人帮助活动后,疼痛加重。

4.发生了桡骨小头半脱位应怎样治疗?

在就诊时,医生可能会询问有没有摔倒或有没有肘关节外伤史,有没有用力牵拉孩子的手腕、前臂,有没有睡觉或翻滚时将上肢压在身下的情况,并进行体格检查,以排除外伤骨折、肘关节后脱位,必要的时候需要做 X 线检查。

在诊断为桡骨小头半脱位后要尽早进行手法复位,通过固定肘关节、按压桡骨小头、旋转前臂等一系列手法操作,使脱位的桡骨小头返回环状韧带内,在复位时有时可以听到弹响或有弹跳感,表示复位成功。当复位成功后孩子疼痛感会消失,稍微休息后,上肢即可恢复正常活动,如上举、上抬,于头的后方触摸到对侧耳朵。

5.桡骨小头半脱位的预后如何?

对于早发现、早治疗、早复位的患儿,成功复位后基本都能痊愈,并且不会留下后遗症,也不会影响生长发育。但如果没有及时发现、及早就医、及时有效治疗,或者复位后不注意保护反复发生脱位,就可能发展成为陈旧性桡骨小头半脱位,随着儿童的生长发育,会造成前臂桡骨、尺骨关节畸形,影响肘关节的活动。

6.如何避免发生桡骨小头半脱位?

(1)在日常生活中家长要注意避免牵拉孩子的手腕或前臂,可以牵拉上臂或牵拉衣袖。

(2)培养孩子良好的饮食习惯,均衡饮食,增强骨质,要适当参加户外活动,接受阳光的照射,促进钙磷的吸收。

(3)对于发生了桡骨小头半脱位并且成功复位的孩子,更加需要注意,避免过度牵拉前臂,同时要告知孩子避免过度甩动前臂、避免将前臂压于身下,防止造成桡骨小头习惯性半脱位。

(宋国鑫)

胫骨假关节

1.胫骨假关节是什么疾病?

人体的关节是骨骼之间的软组织连接,便于骨骼在一定范围内活动并发挥功能。胫骨假关节是胫骨中下 1/3 段出现了软组织连接,胫骨不能作为一整块骨头支撑我们的身体,而形成了类似关节的连接,但并没有关节的功能,临床上其实是骨折不愈合的现象。

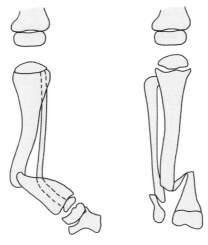

胫骨假关节示意图

2.孩子为什么会发生胫骨假关节?

胫骨假关节是一种先天性疾病,胫骨两端之间的软组织连接是较成熟的结缔组织,假关节周围有广泛致密的纤维组织和增厚的骨膜。该病病因尚不清楚,约 50%患儿合并神经纤维瘤病,12%合并纤维异样增生。多数学者认为胫骨假关节的发生与骨纤维结构不良、神经纤维瘤病和局部血运障碍有关。

3.孩子发生了胫骨假关节会有什么表现?

胫骨假关节患儿刚出生时小腿无异常发现,随着年龄增长,患儿尝试负重时出现小腿向前弯曲,一般外伤即出现骨折,但是按一般骨折治疗却长期不愈合,逐渐出现小腿成角弯曲,较对侧短,呈内翻或外翻畸形。患肢不能负重,行走困难,肿痛较轻,躯干和四肢皮肤常有咖啡色斑。

4.孩子发生胫骨假关节应怎样治疗?

由于胫骨容易反复骨折,形成软组织连接,婴幼儿早期治疗原则是尽量避免骨折,预防假关节发生和形成肢体畸形,可以长期佩戴行走支具保护,直到骨发育成熟。仅有胫骨弯曲的患儿不能手术,因为手术后会形成假关节,使骨折更难以愈合。对于已经形成假关节的患儿,可在 6～7 岁后行手术治疗。一般早期手术可有利于下肢发育,但是年龄越小越容易复发。手术需要切除假关节部位的异常骨组织和周围增厚的骨膜,形成新鲜的骨折断端,进行骨移植,固定骨折断端。切除假关节两侧骨组织会引起骨短缩,因此需要自体骨填充缺损,可用髂骨块或腓骨植入,固定骨折可采用髓内钉或外固定架。

5.胫骨假关节的预后如何?

胫骨假关节为先天性疾病,与基因和发育有关,目前尚无法预防。胫骨假关节患儿治疗很困难,手术后假关节处骨折断端难以愈合,还容易出现反复骨折,因此复发率较高,有的患儿需要多次手术。手术前后均需要家长密切照看,避免外伤和骨折形成。

（王若义）

多指(趾)、并指(趾)畸形

1.什么是多指(趾)、并指(趾)畸形?

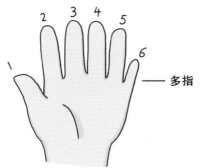

多指(趾)又称"赘生指(趾)",就是在五个指(趾)头以外多长了一个指(趾)头。并指(趾)就是两个或者是两个以上的指(趾)头部分或全部长在了一起。部分患儿可发生多指(趾)和并指(趾)共存的现象,即长了6个指(趾)头的同时,指(趾)头又长在了一起。

2.孩子为什么会得多指(趾)、并指(趾)畸形?

多指(趾)和并指(趾)畸形是一种儿童多见的先天性畸形,婴儿一出生就会发现是否患病,症状明显,畸形对手指的功能和外观都有很大的影响。

一般认为此类畸形为环境因素和遗传因素综合所致。本病可由染色体中遗传因子将畸形基因遗传给后代,也可因母体在孕期(特别是孕早期)发生病毒感染、使用某些药物(如抗代谢药物、抗癫痫药物)、接触放射线或有害化学物质(如香烟、农药等)导致。

3.怎样知道孩子是否患有多指(趾)和并指(趾)畸形?

多指(趾)的小儿手指或脚趾多于正常的 5 根,比如有两个拇(踇)指或两个小指,具体可表现为手指或脚趾分叉(如 1 根手指或脚趾上有两个指头,形似蟹钳),或者单纯多 1 根或 1 根以上的手指或脚趾。并指(趾)就是两个或者是两个以上的指(趾)头部分或全部长在了一起。

4.孩子有多指(趾)和并指(趾)畸形应怎么治疗?

(1)手术治疗:①多指(趾)切除术,即将畸形、功能差的指(趾)头切除。②并指(趾)畸形矫正术,将并指(趾)分离,恢复其美观,也保证其正常运动功能的恢复。

(2)康复治疗:术后通常需要配合一定的康复治疗以恢复手部的活动功能。医生会根据孩子的情况进行手部按摩并鼓励其进行主动活动以达到改善手部活动灵活度的目的。

(3)治疗后效果:经过规范有效的手术治疗,患儿一般可以恢复正常的功能和美观,预后多良好。部分严重畸形的患儿经治疗后可能会遗留部分后遗症,手指功能无法完全恢复。若治疗不及时或不规范,畸形指可影响患儿的手部外观和活动,甚至有损心理健康。

(赵景全)

膝内翻和膝外翻

1.什么是儿童膝内翻和膝外翻?

膝内翻,即膝关节向内翻成角,又称"O"形腿。让孩子平躺仰卧,双下肢并拢伸直,膝盖调整为正向上方,双脚内踝接触后,观察两膝关节内侧的距离,当此距离超过 3 cm 时,应诊为膝内翻。

膝外翻,即膝关节向外翻成角,又称"X"形腿。让孩子平躺仰卧,双下肢并拢伸直,膝盖调整为正向上方,双膝关节内侧接触后,观察两足内踝之间的距离,当此距离超过 3 cm 时,应诊为膝外翻。

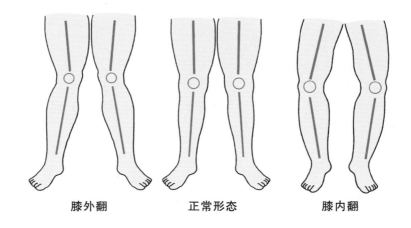

膝外翻　　　　　　　正常形态　　　　　　　膝内翻

2.儿童为什么会得膝内翻和膝外翻?

膝内翻和膝外翻畸形在小儿较为常见,多数是生理性的下肢发育异常,膝外翻在门诊上更为多见,常发生于 2～6 岁的儿童,女孩多于男孩。儿童处于生长发育期,骨骼有弹性,特别是肥胖的孩子,因体重较大,更容易得这两种病。另外,有一些吸收不好、营养不良的孩子长期缺钙,也容易得膝内翻和膝外翻。

3.儿童得了膝内翻和膝外翻有什么表现?

孩子得了膝内翻和膝外翻,走路姿势常常不雅观。膝内翻的患儿表现为内"八"字走路,而膝外翻常表现为外"八"字走路。膝内翻,即"O"形腿,像罗圈一样,走路就能看出来,尤其是女孩发病,家长更焦虑,担心成为一辈子的习惯姿势。膝外翻的患儿会出现摇摆步态,因碰膝而分开双足走路,易感疲劳。

4.得了膝内翻和膝外翻应怎样治疗?

就像"春天的小树苗是弯的,到了秋天就自然变直了"一样,大部分孩子不需要治疗,就可自行矫正。家长可以给孩子补钙和维生素 D,日常饮食多吃含钙丰富的食物,如排骨汤、牛奶、鱼虾等。

少部分严重的"O"形腿患儿,即膝间距超过 10 cm 的,或严重的"X"形腿患儿,即踝间距超过 10 cm 的,应考虑手术矫正。未发育成熟的孩子可行"8"字钢板内固定术,已发育成熟的孩子行截骨矫形术。

5.膝内翻和膝外翻手术前后家长应如何护理患儿?

手术前 5～6 小时,患儿应禁饮食、备皮、打术前针;手术后 3 个月之内,避免跑跳等剧烈运动。

6.膝内翻和膝外翻的预后如何？

大部分膝内翻和膝外翻的孩子不需要治疗,可自行矫正,即使手术后的孩子恢复效果也良好,有些孩子可以在家矫正。因膝内翻和膝外翻导致孩子脚痛、走路不舒服时,可在鞋内垫一楔形脚垫,膝内翻时垫在脚的外侧,膝外翻时垫在脚的内侧。生理性的膝内翻和膝外翻患儿预后都良好。

（张正茂）

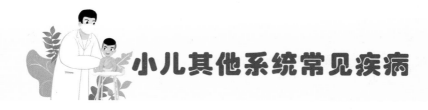

小儿其他系统常见疾病

肌性斜颈

1.什么是肌性斜颈？

肌性斜颈又称"先天性斜颈"，俗称"歪脖"，由于一侧胸锁乳突肌短缩或发生纤维性挛缩所致，往往在出生一个月内发现。

2.孩子得了肌性斜颈会有哪些表现？

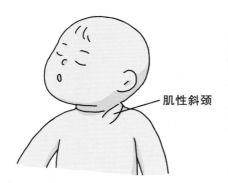

肌性斜颈

（1）婴儿出生后1个月内，多于生后10天左右发现一侧胸锁乳突肌中部出现一梭形质硬、无痛的肿块，多在右侧，一般在2个月后开始缩小，4～6个月后消失，变成无弹性的纤维索带。患儿主要表现为患侧胸锁乳突肌挛缩和头的歪斜。

（2）患儿出现头面颈部发育畸形（继发性畸形）；头偏向患侧，面部及下颌转向健侧；患侧面部自上而下缩小，扁而短，健侧圆而长，两侧不对称，眼与耳不在一个水平上。

（3）头颈向患侧旋转和向健侧倾斜活动受限。

3.孩子为什么会得斜颈？

（1）产伤或胎位：如分娩时胸锁乳突肌因受产道挤压受伤出血，血肿机化形成挛缩；或胎儿在子宫内头部常向一侧偏斜，因局部血运受阻，引起胸锁乳突肌缺血性改变所致。

（2）姿势不当：孩子出生后护理不当，习惯于某种姿势睡卧，形成习惯性、姿势性、体位性斜颈。

（3）其他：与遗传、宫内异常压力、病毒感染等因素有关。

4.孩子发生了肌性斜颈，家长可以做哪些护理？

（1）重视姿势矫正：

①哺乳姿势：妈妈在哺乳时应采取与患侧相反的体位。

②日常逗玩姿势：日常逗玩、看东西时采用与患侧相反方向的姿势诱导。

③睡姿：建议采用头颈部中立位的平卧姿势，使头部处于矫正中立位。

④抱姿：一是采用侧抱，将患儿健侧贴近家长身体，一手固定肩部，一手固定骨盆，或将患儿身体偏向患侧，增加健侧的肌力。二是采用端坐抱，家长双手扶住患儿胸胁部，将患儿向患侧稍倾斜，诱发患儿向健侧的翻正反应。

（2）手法按摩：对患侧胸锁乳突肌进行点按、拿捏、按揉等手法按摩，力度应轻柔、和缓，每天一次，每次约5分钟。

（3）牵伸：患儿采取仰卧位，家长一手固定其患侧肩部，另一手手掌置于其侧头部，向健侧牵伸患侧胸锁乳突肌约30秒，每日一次，每次3～5个，动作力度宜轻柔。

5.孩子发生肌性斜颈后，什么时候治疗最好？

两个月大的患儿通过按摩患侧，以及头部的伸展运动等保守疗法通常都可取得很好的效果，1岁以内的患儿，大约有85％的治愈率。

如果患儿大于1岁，并且两侧脸型有大小不对称，复健运动治疗就难以奏效了，要通过手术才可取得好的效果。

父母及早发现可能让患儿避免手术，而且年龄越小的患儿痊愈的概率就越高。对于年龄较大的患儿更加不能迟疑，要及早接受手术治疗。一般来说，手术最好在5岁以前进行，这样才能使脸部的不对称得到比较好的再塑与恢复。

（王哲）

先天性耳前瘘管

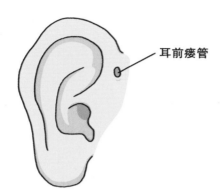

耳前瘘管

1.什么是先天性耳前瘘管?

先天性耳前瘘管是指出生时就存在的耳朵附近的瘘口,大多位于耳轮脚前方,也有少数瘘口位于耳郭其他部位或外耳道内。瘘管穿过耳轮脚或耳郭部软骨,常有分支,深浅不一。

2.孩子为什么会有耳前瘘管?

先天性耳前瘘管的发病率为 1.2%～2.5%,可以散发或者家族遗传,大多有家族史,有隔代遗传现象,遗传方式为常染色体显性遗传伴外显不全。

先天性耳前瘘管的形成可能与胚胎时期第一鳃弓耳丘不完全融合、外耳形成过程时外胚层内折或者第一鳃裂背侧部分闭合缺陷有关。

3.耳前瘘管有什么危害?

部分耳前瘘管可以没有任何症状,部分患儿瘘口处可间歇性排出白色皮脂样物或稀薄脓水,伴有异味,局部可瘙痒不适。如果出现感染,瘘口周围可反复出现红肿,严重者形成脓肿、破溃流脓。反复感染后会有局部瘢痕形成。

4.应怎样治疗耳前瘘管感染?

如果耳前瘘管没有症状,可不予处理。感染早期,如果患儿仅有局部轻度红肿,可给予抗生素抗感染治疗,配合局部热敷或理疗,保持局部清洁和瘘口通畅,炎症即可慢慢消退。如果经保守治疗患儿的炎症不能控制,局部形成脓肿,则需要切开引流。出现过感染的耳前瘘管,应待感染消退后再行手术切除,以避免感染反复发作。

(张寒冰)

鳃裂瘘管

1.什么是鳃裂瘘管?

鳃裂瘘管为先天发育畸形,常见的鳃裂瘘管为胚胎时期第二鳃裂未完全退化之遗留组织发育而成,向外开口即形成鳃瘘。完全性瘘管一端开口于咽部,另一端开口于颈部皮肤,第一鳃裂和第三鳃裂也可残留瘘管。

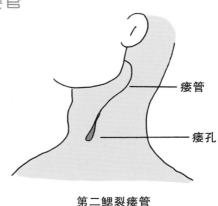

第二鳃裂瘘管

2.孩子有鳃裂瘘管会有什么表现?

第二鳃裂残留的瘘管在孩子脖子一侧或两侧皮肤可找到瘘孔,像小米粒大小的凹陷,瘘孔处会间歇地排出黏液性的透明液体,合并感染时则会排出脓液。

第一鳃裂残留的瘘管可在孩子耳朵前发现针眼大小的皮肤凹陷。

第三鳃裂残留的瘘管多在孩子胸骨柄附近发现米粒状的小孔。

家长如果发现孩子有这些表现,应及时去医院看小儿外科的医生,医生会结合查体和彩超检查判断是不是鳃裂瘘管。

3.孩子有鳃裂瘘管应怎样治疗?

鳃裂瘘管需要手术治疗,时间以患儿1岁以后为佳。一般是沿颈部皮肤瘘孔做一横梭形切口,如果瘘管短,摘除瘘管并无困难;如果瘘管长而深,单一横切口难以切除,需在上部下颌角下方再做一横切口。手术需将瘘管完整切除,同时要保护附近的神经、血管。手术后一般给予抗生素治疗以预防感染。

4.鳃裂瘘管的预后如何?

鳃裂瘘管切除后预后良好,但有复发风险,如果患儿伤口长期不愈,有黏液分泌、外溢,则表示瘘管复发,需再次手术。

(刘继轲)

甲状舌管囊肿

1.什么是甲状舌管囊肿?

甲状舌管囊肿是小儿颈部常见先天性疾病之一,发病部位在颈中线,如果囊肿较小,则无任何症状,待成年后囊肿增大或感染时发病。囊肿部位皮肤完整,反之如因感染切开或有破溃者称甲状舌管瘘。

2.孩子为什么会得甲状舌管囊肿?

胚胎早期,舌发育时,甲状腺憩室自舌盲孔下行达颈部,维持与舌盲孔连接,即甲状舌管,舌骨自第二鳃弓发育而来,而甲状舌管多数会贯穿过舌骨,部分会经舌骨前或后连接于甲状腺锥状叶。如甲状舌管退化不全,残余管状结构内层被覆上皮有分泌功能,分泌物聚集形成囊肿,即甲状舌管囊肿。有部分囊肿通过舌盲孔与口腔相通,则易感染。囊肿可以发生于颈部甲状舌管移行的任何部位,多数位于舌骨水平或舌骨稍下水平。

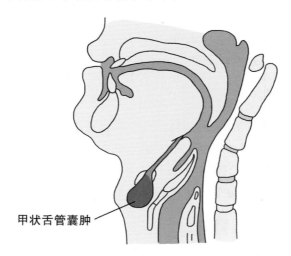

甲状舌管囊肿

3.孩子得了甲状舌管囊肿会有什么表现?

患儿的典型表现为颈中线位置有直径 1~2 cm 包块,局部皮肤完整,多数位于舌骨及舌骨以下水平,可随吞咽动作上下移动。如合并感染,患儿就会出现局部疼痛、皮肤发红、皮温升高,并影响吞咽动作,甚至语音功能。囊肿向外破溃时,会流出脓液,同时囊肿减小,后期会有透明或浑浊液体流出,形成窦道,窦道也可以愈合,但之后又会破溃,经久不愈,给患儿带来痛苦。

4.孩子得了甲状舌管囊肿应怎样治疗?

手术切除是根本措施,患儿可选择在 2 岁后进行手术。手术最好是在未发生感染之前进行,这样可以彻底切除,避免复发。由于囊肿多与舌骨相连,在手术时需同时切除舌骨中段 1 cm,避免瘘管的细小分支遗留,而不必担心部分舌骨切除会带来伤害。反复感染的患儿,局部粘连严重者可能会增加手术复发率。根据相关报道,未行手术切除的甲状舌管囊肿或瘘,患儿成年后有 1% 的可能会发生甲状腺癌。

5.甲状舌管囊肿手术前后家长应如何护理患儿?

患儿家长不要过度紧张,防止造成有病乱投医的现象,要到正规医院做检查,如确诊,则争取早做手术,避免感染和增加治疗风险。手术前后家长须做到如下几点:①如有感染可先行抗炎治疗,好转后手术。②注意保暖,避免患儿感冒而增加麻醉风险。③手术后注意局部清洁护理,尤其是患儿饮水进餐时。

6.甲状舌管囊肿的预后如何?

如果按照以上标准及时在感染之前完成手术,患儿根治率可达 95% 以上。极少数患儿复发,是因为一次或多次感染造成局部严重粘连,导致手术切除困难。切除部分舌骨不会对吞咽及语音等产生不良影响,反之会增加复发概率。所以,一旦确诊甲状舌管囊肿,在未出现感染之前手术切除是最佳选择。

(薛恩达)

先天性颈静脉扩张症

1.什么是先天性颈静脉扩张症?

先天性颈静脉扩张症是一种比较少见的血管畸形,多见于小儿,好发于颈外静脉或者颈内静脉。目前多认为是因先天性静脉瓣发育不良致静脉血回流引起的颈内或者颈外静脉明显扩张所致。

2.孩子为什么会得先天性颈静脉扩张症？

正常情况下，颈内、颈外静脉注入锁骨下静脉和无名静脉的地方有个静脉瓣，有防止血液返流的作用，如果瓣膜功能不全，就会有血液返流的情况。而有些人的静脉壁发育不良，加上附近的肌肉和筋膜薄弱，当返流出现一段时间以后，尤其是屏气的时候，上面的静脉就会像吹气球一样出现扩张。

3.孩子得了先天性颈静脉扩张症会有什么表现？

患儿典型表现为颈部两侧根部的肿块，多见于大声哭闹、叫喊、咳嗽、憋气的时候，一般没有不适感觉。多见于10岁以下的孩子，男女发病率差不多，肿块多为长条形或者核桃状的隆起，柔软，有时稍微带蓝色。

4.孩子得了先天性颈静脉扩张症应怎样治疗？

这种疾病是一种良性、自限性疾病，如果包块并不大的话，不需要特殊治疗，但需要注意观察，定期门诊复查。如果包块逐渐增大，患儿4岁以上，才考虑手术治疗。手术方式可以选择切除扩张的静脉段、结扎扩张静脉近远端和侧枝、加强缝合局部静脉壁等。

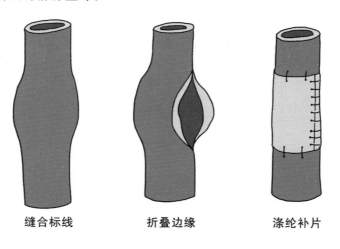

缝合标线　　　　　　折叠边缘　　　　　　涤纶补片

（李博）

漏斗胸

1.什么是漏斗胸？

漏斗胸,顾名思义就是指前胸壁中央(前胸壁胸骨中下部及相应肋软骨)向后方(脊柱方向)凹陷,使前胸壁的外观形似漏斗状。这是最常见的胸壁畸形。

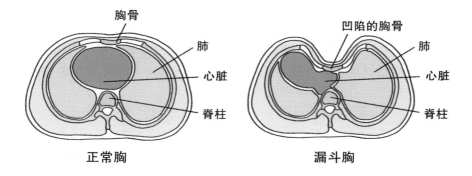

正常胸　　　　　　　　　　　　漏斗胸

2.漏斗胸是缺钙导致的吗？

漏斗胸是一种胸壁的先天性发育畸形,其发病学说有很多,比如肋软骨过度生长、膈肌中心腱过短等,但无明确证据证实其发病是缺钙导致的,因此补钙对漏斗胸的治疗无明显效果。

3.漏斗胸对孩子有什么影响？

漏斗胸不仅影响胸壁的外观,较为严重的胸骨凹陷会对心脏和肺脏造成压迫和挤压,从而导致反复的呼吸道感染、气喘、气促、心悸等,多数患儿会出现运动受限,无法剧烈长时间运动,从而影响生活质量。

此外,胸壁外形的缺陷会造成患儿较大的心理负担和精神压力,比如不愿游泳,不愿穿背心等,进而造成心理上的孤僻。

4.孩子得了漏斗胸应怎样治疗？

家长发现患儿前胸壁出现凹陷后,应该及时到专业的小儿外科就诊。首先明确诊断,进而评估严重程度。轻度的漏斗胸可以观察随访,较为严重的需要手术矫形治疗。目前,漏斗胸的微创手术治疗已极为成熟和普及,治疗效果也非常好,患儿通过手术矫形一般可以得到较好的外形和功能的改善。

（王健）

鸡胸

1.什么是儿童鸡胸?

儿童鸡胸就是儿童胸骨向前隆起突出,形如鸡胸脯的一种常见的胸壁畸形,可分为先天性鸡胸及后天性鸡胸。先天性鸡胸是先天的发育异常,后天性鸡胸是由营养不足、心肺疾病等外因引起的。

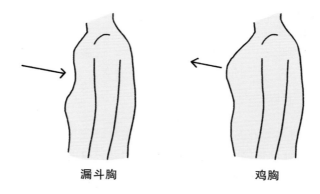

漏斗胸　　　　　　　　鸡胸

2.孩子为什么会得鸡胸?

先天性鸡胸与遗传有关,在胎儿或婴幼儿时期,胸骨、肋骨和脊椎骨发育不平衡导致了疾病发生。家族中有胸壁畸形的患者,孩子鸡胸的发生率会增高。后天性鸡胸一部分是由缺乏维生素 D 及钙元素导致的佝偻病引起的,另一部分与胸腔内的器官病变如先天性心脏病、慢性呼吸道感染等有关。也有患儿在心脏或胸部手术之后出现鸡胸的情况。

3.孩子得了鸡胸会有什么表现?

鸡胸一般进展比较缓慢,往往在患儿五六岁后才能逐渐被发现。较轻的鸡胸患儿可没有异常表现;较重的鸡胸患儿会有反复上呼吸道感染、哮喘、活动耐力降低、容易疲劳的表现。患儿因胸壁畸形会出现自卑情绪,行走及坐立时出现含胸的姿势,有加重畸形的风险,家长应多加重视。

4.孩子得了鸡胸应怎样治疗?

对于先天性鸡胸患儿,程度较轻的可以考虑做一些辅助矫形的运动,也可以通过应用矫形器械缓解或矫正畸形。若患儿通过矫形器械矫形失败,不适症状明显,至医院检查出现肺功能显著下降则需要及时手术治疗。一般严重的畸形患儿3岁以后即可进行手术。手术方式有开放手术或鸡胸微创手术。微创手术切口小、手术时间短、并发症少、恢复快,更受大众欢迎。对于后天性鸡胸患儿又分为两类:一类是营养不足的患儿,需要调整饮食,及时就医;另一类是有心肺疾病的患儿,需要先解决基础疾病。

5.鸡胸手术前后家长应怎样护理?

(1)鸡胸患儿一般会有发育迟缓、体质较差、易受凉感冒的表现,术前需要吃高蛋白、高热量、高维生素的食物,如肉、蛋、奶及新鲜水果、蔬菜等。

(2)了解患儿的心理状况,与患儿及时沟通。

(3)患儿术前8小时需要禁饮食,预防麻醉或手术过程中因呕吐导致吸入性肺炎。

(4)术后要注意保护患儿背部,1个月内要让患儿保持背部伸直的良好姿势,避免背负重物;患儿可以正常行走,但不能做剧烈活动。

(5)术后1个月复查恢复状况,判断是否能进行常规活动。

6.鸡胸的预后如何?

鸡胸症状较轻的患儿通过调整饮食、做矫正运动、使用矫形器械就可以取得不错的矫形效果。鸡胸手术治疗的效果总体上比较好,13周岁以下的儿童如果及时进行手术干预,大多数可以治愈,年龄较大且较严重的患儿可以取得一定的矫形效果。所以若发现患儿鸡胸较为严重,出现了不适症状或对患儿心理产生了不良影响,应及时去医院就诊。

(王东明)

肺囊性病变

1.什么是肺囊性病变？

肺囊性病变可以通俗理解为儿童肺部出现了囊性的病变。它是一类疾病的总称，包括先天性肺气道畸形、肺隔离症、大叶性肺气肿、支气管源性肺囊肿和肺泡源性肺囊肿等。其中，先天性肺气道畸形和肺隔离症是先天性肺囊性病变中最常见的两种类型。

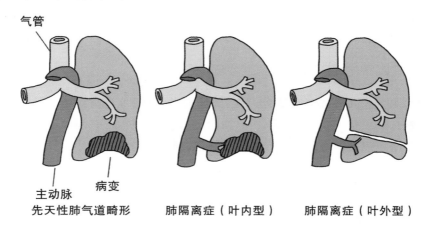

气管

主动脉　病变

先天性肺气道畸形　　肺隔离症（叶内型）　　肺隔离症（叶外型）

2.孩子为什么会有肺囊性病变？

肺囊性病变是在胚胎发育阶段，胎儿的肺或支气管发育异常而出现了囊性的病变，是儿童最为常见的先天性肺部畸形。随着产前诊断水平的提高，目前绝大多数肺囊性病变在孕期就可以发现。B超是最为简单、实用的检查工具，最早可于孕18周发现病变，推荐孕妇以在24～28周完成产前检查为宜。

3.孩子得了肺囊性病变会有什么表现？

得了肺囊性病变的患儿，早期可没有症状，随着年龄的增加陆续出现呼吸道系统疾病的症状。一旦合并感染，患儿常会出现咳嗽、咳痰，反复"肺炎"。对于病变范围大的患儿常会影响呼吸，表现为气急、气促、点头呼吸，甚至出现胸闷、口唇青紫及呼吸困难。

4.孩子有肺囊性病变应怎样治疗?

肺囊性病变极少会自行消退。对于有症状的患儿应尽早行手术治疗,因为年龄大、反复感染的患儿,会因炎症导致粘连严重,增大手术风险。对于没有症状的患儿,可选择保守观察,但存在肺部感染及癌变的风险。因此,目前国际上绝大多数儿童肺病治疗中心对于无症状的患儿仍选择手术治疗。患儿的手术年龄最好在 1 岁以内,推荐年龄为 3～6 个月。

手术治疗有开放手术和胸腔镜微创手术两种方法。随着微创技术与医疗器械的进步,目前胸腔镜微创手术逐渐成为主流手术方法。对于病变大的患儿常采用肺叶切除,对于病变小的患儿可选择肺段切除、楔形切除或解剖性病灶切除。

5.肺囊性病变手术前后家长应如何护理患儿?

(1)患儿入院后,应根据环境温度增减衣服,保持室内空气流通,适当多饮水,以预防呼吸道感染。

(2)术后家长应关注伤口敷料,是否有渗血、渗液等情况。

(3)刚做完手术,患儿抵抗力较低,出院后应注意避免呼吸道感染,避免在人群较多地方玩耍。

(4)密切观察患儿精神、呼吸等情况,若出现精神萎靡、哭闹不安、呼吸急促等情况,应及时去医院就诊,行胸片检查排除气胸。

6.肺囊性病变的预后如何?

目前,对于肺囊性病变患儿多采用胸腔镜微创治疗。该手术方法切口小、不需牵拉肋骨,术后极少出现胸壁畸形及脊柱侧弯等情况。因切口小、术后恢复快,数月后胸壁上仅留有淡淡的切痕。该手术虽然切除了部分肺组织,但经过长期随访发现,预后良好。

(张士松)

脓胸

1.什么是脓胸?

病菌侵入胸膜腔,产生脓液积聚于胸膜腔内,就形成了脓胸。脓胸根据病程长短可分为急性和慢性,按照致病菌则可分为化脓性、结核性和特殊病原性脓胸,按照波及的范围又可分为全脓胸和局限性脓胸。

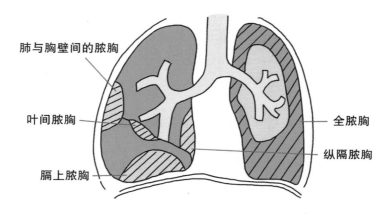

肺与胸壁间的脓胸
叶间脓胸
膈上脓胸
全脓胸
纵隔脓胸

2.孩子为什么会得脓胸?

小儿脓胸的最常见病因是肺部感染,其他病因还有邻近器官的感染、胸部手术、胸部创伤及脓毒血症等。

3.孩子得了脓胸会有哪些表现?

患儿常见症状有高热不退、呼吸困难、咳嗽、啰音、贫血、发绀、烦躁不安、营养不良性水肿、咯血、胸腔积液、胸痛等。

脓胸大多在肺炎的早期发生,其最初症状就是肺炎的症状。有些患儿在肺炎症状一度好转以后出现脓胸的症状,大多数患儿有高热不退。

婴儿发生脓胸时,只显示中等度的呼吸困难加重;较大患儿则出现较重的中毒症状和重度呼吸困难,咳嗽、胸痛也较明显。

张力性脓气胸发生时,患儿突然出现呼吸急促,鼻翼扇动、发绀、烦躁、持续性咳嗽,甚至呼吸暂停,白细胞一般都明显升高,有毒性颗粒。脓胸患儿中毒症状严重的,慢性消耗会使患儿较早就出现营养不良、贫血、精神不佳、对环境淡漠的情况。

4.儿童得了脓胸应怎样治疗?

脓胸的治疗原则是排出脓液解除胸腔压迫、控制感染和改善全身情况。治疗方法有药物治疗、脓液引流和手术治疗:

(1)药物治疗:主要使用抗生素进行治疗,需根据致病菌对药物的敏感性,全身和局部应用适量抗生素进行治疗,控制感染。

(2)脓液引流:主要通过胸腔穿刺抽脓或胸腔闭式引流将脓液排出,解除胸腔压迫。

(3)手术治疗:主要有胸腔镜手术、胸膜纤维板剥脱术和胸膜腔内纤溶治疗等。

5.脓胸的预后如何?

急性期患儿,如早期发现并进行规范治疗,一般病情可得到较好控制;如未得到及时治疗或治疗不当,会逐渐转化为慢性脓胸,容易出现脓气胸、支气管胸膜瘘、肺萎缩等并发症。

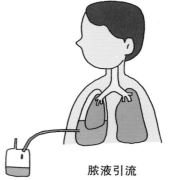

脓液引流

（李庆浩　明明）

气胸

1.什么是气胸?

气胸是指胸膜腔内蓄积有气体,从早产婴儿到年长儿均可见,可为自发性气胸或继发于疾病、外伤或手术后。气胸的症状与起病急缓、胸腔内气量多少、原先肺部病变范围大小、气胸的类型等有关。气胸大多是突然发生的,症状较为凶险。

2.气胸分哪些类型?

(1)闭合性气胸:在呼气肺回缩时,或因有浆液渗出物使脏层胸膜破口自行封闭，不再有空气漏入胸膜腔。

（2）张力性气胸：胸膜破口形成活瓣性阻塞，吸气时开启，空气漏入胸膜腔呼气时关闭，胸膜腔内气体不能再经破口返回呼吸道而排出体外。

（3）开放性气胸：因两层胸膜间有粘连和牵拉，使破口持续开启，吸气和呼气时，空气自由进出胸膜腔。

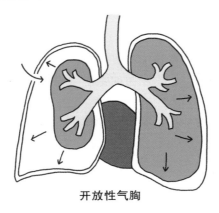

开放性气胸

3.孩子为什么会发生气胸？

胸廓外伤或手术时，胸膜腔和外界大气有交通空气经壁层胸膜进入胸腔，及任何原因引起的肺泡破裂或支气管胸膜瘘，空气从气道或肺泡逸入胸膜腔均可造成气胸。

（1）自发性气胸：原因不明，较常见于青年及年长儿童，容易复发，有 1/3～1/2 患儿在同侧再次自发气胸，偶可呈家族性。

（2）继发性气胸：①外伤导致，胸廓外伤、胸部击打、骨折等是气胸常见的原因。②某些肺部疾病也有可能导致气胸，如肺发育不良、肺部感染、呼吸道严重梗阻、肺结核等疾病可导致肺组织受损，进而出现气胸。

4.儿童气胸有哪些表现？

气胸的症状与起病急缓、胸腔内气量多少、原先肺部病变范围大小、气胸的类型等有关。气胸大多是突然发生的，症状较凶险，气胸症状及体征依胸腔内气量大小及是否有张力性而异。患儿多在原有疾病基础上突然恶化，出现呼吸加快及窘迫，因缺氧出现表情惶恐不安、呼吸困难，如果气胸范围较大，可致胸痛、持续性咳嗽、憋气和发绀，出现呼吸减弱；张力性气胸时，患儿会出现气促加重,严重缺氧,脉甚微、血压降低,可发生低心搏出量休克。

5.孩子发生气胸应怎样治疗?

（1）小容积的气胸,如气胸占胸腔容积不到20％,患儿可不治疗,经过1～2个月后,空气即可自行吸收。

（2）气胸量较大引起呼吸困难时,应行胸腔穿刺抽气急救,然后采用胸腔闭式引流。

（3）对于张力性气胸如果一般闭式引流仍不能奏效,则可施行胸腔连续吸引法引流。

（4）对于胸膜疾病在保守治疗失败后,无手术条件的患儿,如复发性气胸,可行胸腔镜手术治疗。

6.气胸的预后如何?

气胸在病情严重、无法控制的情况下会威胁生命,但大部分气胸可以通过快速积极的治疗取得良好的治疗效果。自发性气胸若得到及时处理,则预后较好,但也有复发的可能性。

（李庆浩　明明）

脑积水

1.什么是儿童脑积水?

正常人大脑中央是空心的,叫作脑室。脑室内存在一个血管性结构叫脉络丛,是产生脑脊液的地方。脑积水是指脑脊液在大脑内的异常积聚,使得脑室变大,压迫脑组织,可分为交通性脑积水和梗阻性脑积水。

2.儿童为什么会得脑积水?

任何可能导致脑脊液循环障碍或吸收障碍的病因,均可能导致脑积水,包括脑脊髓膜炎、脑出血、颅脑外伤、先天脑发育畸形、颅脑肿瘤、母体异常服药史、父母存在基因疾病等。

3.儿童得了脑积水会有什么表现?

大龄儿童典型脑积水的表现为头痛、头晕、呕吐、视力模糊、肢体活动不良、走路不稳,甚至大小便失禁、癫痫发作等,严重时出现嗜睡或昏迷,甚至死亡。患儿查体可能发现脉搏变慢、血压升高、呼吸紊乱、瞳孔改变、眼球运动障碍等情况。婴幼儿的表现比较特殊,如头围增大、前囟扩大、张力增高,无明显原因的抓头、摇头、哭闹。婴幼儿也可能出现眼睛不能向上看,眼球下旋,巩膜露出,称之为"落日征"。脑积水晚期可导致脑组织重度萎缩,患儿各项生长发育严重受限,甚至死亡。

4.儿童脑积水应怎样治疗?

儿童脑积水的治疗分为定期随诊、药物治疗和手术治疗。定期随诊适合于症状不明显、仅影像学发现的轻度脑积水的患者。

药物治疗包括使用乙酰唑胺等,但往往收效甚微。

手术治疗分为病因性治疗和姑息性治疗。病因性治疗是指解除可能导致脑积水的根本病因,包括切除肿瘤、清除血肿、治疗颅内感染、疏通脑组织的粘连等。姑息性治疗是指把颅脑内无法吸收脑脊液或梗阻而导致的脑积水引流到别处,而根本性病因未必一定解除,包括第三脑室底造瘘术、脑室腹腔分流术、脑室胸腔分流术、脑室心房分流术、脑脊液体外引流术等。两大类术式是相辅相成的,而不是对立的。各种治疗方式,均有其优点及缺点,需要进行个体化分析,采取不同治疗方案。

5.儿童脑积水经过治疗后家长要注意什么?

儿童脑积水经过治疗后,家长应注意其手术切口是否洁净,避免感染和外伤,保证休息及营养;定期至神经外科医师及儿内科医师门诊复诊。对于有神经功能障碍的患儿,还需要配合适当的康复训练。

6.儿童脑积水的预后如何?

儿童脑积水治疗后,可能存在不同的预后。从家长角度看,患儿的症状有所改善,生长发育回归正途,这是治疗有效的表现,其他的改善包括头围停止增大、囟门张力降低、精神好转、饮食好转、肢体活动改善等。当然,也有预后不佳者,比如治疗前已发生严重脑积水造成脑皮层严重萎缩、营养严重不良的患儿,这种患儿的死亡率或伤残率较高。若患儿术后出现并发症,如感染、出血、分流不足、分流过度、分流管断裂、分流管滑出等问题,则需要立刻再次治疗。

（宫杰）

脊髓栓系综合征

1.什么是脊髓脊膜膨出及脊髓栓系?

脊髓脊膜膨出是一种神经管发育畸形,多发生在胚胎发育 28 天后,好发于脊柱背侧中线部位,以腰骶段最为常见,少数发生在颈段或胸段。其常伴有囊的形成,脊髓和神经根连同硬脊膜一起膨出的,为脊髓脊膜膨出;单纯硬脊膜膨出的,为脊膜膨出。膨出的囊,有时可破溃,形成脑脊液漏、感染,甚至造成患儿生命危险。

脊髓栓系是指由于一些原因导致脊髓下端固定于椎管末端而受到拉伸,进而出现脊髓神经

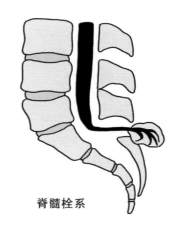

脊髓栓系

功能障碍。其原因可能为脊髓终丝紧张、终丝脂肪变,可与脊髓脊膜膨出、隐性脊柱裂、脊髓分裂畸形、皮毛窦等伴发。

2.孩子为什么会发生脊髓脊膜膨出及脊髓栓系?

正常人在胚胎发育过程中,先形成神经嵴,神经嵴进而卷曲、闭合形成神经管,神经管再进一步分化为脑和脊髓及各种神经。若此过程出现问题,神经管闭合不全,便可能形成先天性神经管发育畸形,脊髓脊膜膨出便是其中之一。其具体原因尚不十分清楚,目前部分学者认为与基因异常有关。

正常人在生长发育过程中,脊椎管的生长速度大于椎管中的脊髓,脊髓下端相对于椎管下端逐渐升高,脊髓高于相应阶段的脊椎骨。正常人脊髓末端应该位于腰 1 至腰 2 水平,若明显低于这个水平,就发生了脊髓栓系。脊髓和脊柱末端的各种先天性发育异常均可导致脊髓栓系。

3.孩子发生了脊髓脊膜膨出及脊髓栓系有什么表现?

(1)脊髓脊膜膨出表现:婴儿出生后,背部中线部位尤其是腰骶部可见一囊性肿物,大小不等,多呈圆形或椭圆形;表面皮肤可正常,也可伴有瘢痕或破溃。婴儿哭闹时包块可增大,安静时又缩小。单纯的脊膜膨出,可以无神经系统症状。脊髓脊膜膨出的患儿,可有不同程度的双下肢力量减弱,甚至瘫痪及大小便失禁,年长后可有双侧下肢粗细不等或长度不等的情况。

(2)脊髓栓系表现:腰骶部皮肤改变,可伴有分泌物或感染、毛发、隐性脊柱裂、皮毛窦等。患儿脊柱可能存在后凸或侧弯畸形,下肢可能存在运动障碍及感觉障碍,如下肢、会阴部和腰背部的感觉异常,下肢无力、行走异常,甚至出现马蹄内翻足畸形,严重者伴有大小便功能障碍,如尿潴留、排尿困难、尿失禁、排便困难或大便失禁。

4.孩子发生了脊髓脊膜膨出及脊髓栓系应如何治疗?

(1)脊髓脊膜膨出首选手术治疗:单纯脊膜膨出者,可以切除其膨出脊膜囊及多余皮肤,修补软组织缺损;脊髓脊膜膨出者,可在电生理监测下,仔细将其脊髓及神经与囊的粘连分解,使脊髓及神经还纳于椎管内,切除多余的囊壁及脂肪组织。

(2)脊髓栓系同样首选手术治疗:切断终丝,松解脊髓的栓系;如合并有脂肪瘤者,可与终丝一并切除。

5.脊髓脊膜膨出及脊髓栓系治疗后家长要注意什么?

由于婴幼儿皮肤较薄,家长需要注意术后防止患儿持续压迫伤口,避免造成破溃;注意会阴部护理,保持清洁,防止污染伤口;一旦排泄物污染伤口,立刻消毒换药;加强患儿营养,促进伤口愈合。

6.脊髓脊膜膨出及脊髓栓系的预后如何?

单纯脊髓栓系或单纯脊膜膨出患儿,手术后预后一般较好。脊髓脊膜膨出或合并脂肪瘤的脊髓栓系患儿,预后不同,与个体差异、疾病严重程度、就诊早晚及手术技巧有关,有些患儿可能残留脊髓神经功能障碍。若患儿残留后遗症,也可能通过康复训练及针灸刺激使其功能有所恢复。

(王传伟)

动脉导管未闭

1.什么是动脉导管未闭?

动脉导管是胎儿的主动脉与左肺动脉之间的生理性血流通道,为胎儿供血、供氧,但出生之后就成了一个需要闭合的"废弃"通道。85%婴儿的动脉导管在出生后 2 个月内闭合为动脉韧带,逾期不闭合者则为动脉导管未闭患儿。

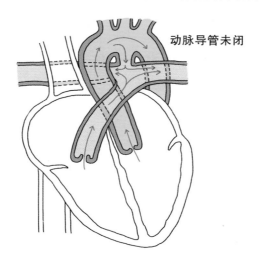

动脉导管未闭

2.动脉导管未闭会对孩子造成什么影响?

若动脉导管没有闭合,会造成主动脉血流向肺动脉的分流,增加了肺循环的血容量,随着疾病进展逐渐出现左心室肥大和右心室肥大。当肺动脉压力达到或超过主动脉压力时,血液出现双向或右到左的分流,患儿会出现发绀、杵状指(趾),即艾森门格综合征,可导致右心衰竭而死亡。

3.孩子为什么会发生动脉导管未闭?

目前,动脉导管未闭的病因尚不明确,可能与母亲怀孕期间的环境因素、遗传因素等有关。环境因素包括早产、低氧、孕妇怀孕早期存在病毒感染等,遗传因素包括染色体遗传。另外,患儿的某些综合征易合并动脉导管未闭。

4.孩子发生动脉导管未闭会有什么表现?

动脉导管未闭的发病率可以达到 15％～20％,女性的发病率比男性高 2 倍。动脉导管未闭不一定都有临床症状,导管直径细、分流量小者常常没有明显的症状,直径粗、分流量大者常并发充血性心衰,表现为易激惹、气促、乏力、多汗、喂养困难、发育不良等。病情发展为严重肺动脉高压出现右向左分流时,患儿会出现下半身发绀和杵状指(趾)。

5.如果怀疑孩子有上述情况,该做什么检查?

动脉导管未闭会有比较明显的连续性心脏杂音,如果发现孩子有心脏杂音的情况,建议尽快去正规医院做心动超声,并可以做心电图、胸片、心导管检查等进一步明确病情,以帮助确诊该病。

6.孩子存在动脉导管未闭应怎样治疗?

由于部分幼儿的动脉导管未闭具有自愈性,且有些动脉导管未闭患儿没有明显的症状、体征,医生将综合考虑患儿情况决定治疗方案,主要治疗手段有长期监测、药物治疗、手术治疗等。

7.动脉导管未闭的预后如何?

除少数已发展至艾森门格综合征、失去手术或介入治疗机会的患儿外,总体预后良好。动脉导管未闭患儿未经治疗可能会出现易感冒、发育迟缓或有蹲踞现象等特征。巨大动脉导管未闭患儿,症状通常比较严重,易发生心功能衰竭。及时行手术治疗的患儿,若术中及术后未出现并发症,术后 3 个月复查心脏彩超无残余分流,心功能无异常,则可认定患儿已痊愈。

8.动脉导管未闭可能有哪些并发症?

动脉导管细小的患儿可能不会引起并发症;导管粗大且未及时充分治疗的患儿可能出现流向心脏主干道循环的血液增多导致肺动脉高压,造成永久的肺损伤,动脉导管未闭引起的心功能不全还会导致心力衰竭,最终致使心脏无法有效泵血。另外,动脉导管未闭还会增加患儿得感染性心内膜炎的风险。

9.对动脉导管未闭的患儿如何进行家庭护理?

健康的、合理的生活方式对动脉导管未闭患儿或经治疗已基本痊愈的患儿来说均有重要意义。

患儿应积极预防感染,具体来说,主要包括合理运动、提高免疫力,注意天气变化,及时增添衣物,规律作息,避免过度劳累,做好口腔护理等。此外,无论是动脉导管未闭患儿还是治疗后的患儿,仅部分患儿需要限制运动时间或类型,大多数孩子可以正常运动、生活,与正常孩子无明显差异。

10.怎么预防动脉导管未闭?

目前没有特定的方法来有效预防该病,孕妇怀孕前及孕期健康的状态具有一定意义:

(1)健康饮食,包括摄入含有叶酸的维生素补充剂。

(2)坚持运动,咨询医生制订合适的运动计划。

(3)远离酒精、香烟和非法药物等有害物质。

(4)避免感染,某些类型的感染可能对正在发育的婴儿有害,因此在怀孕前应和医生确定疫苗接种情况。

(5)控制糖尿病,若患有糖尿病,需要与医生一起在怀孕前和怀孕期间管理病情。

(康超)

法洛四联症

1.什么是法洛四联症?

所谓的法洛四联症,其实就是孩子在出生前后由于心脏结构发育的四处异常而导致的先天性心脏疾病。众所周知,心脏是维持每个人日常生活的重要器官,在孩子还在妈妈肚子里的时候,它便开始不知疲倦地为身体源源不断地输送血液,让孩子得以生存并不断成长。正因如此,当孩子的心脏发育出现异常,就会在不同程度上影响其生长发育与身体健康,严重时甚至可能导致孩子夭折。

2.孩子为什么会患法洛四联症？

这就要从心脏的工作说起。心脏其实就是人体血液的中转站,它被各种瓣膜和肌肉分隔成四个部分,上房下室,左右分明。经过肺脏呼吸空气富含新鲜氧气的血液我们称之为动脉血,它由肺送出进入左心房,转入左心室后又被泵出送向全身各处。当血液在身体流转一圈,氧气与全身器官组织消耗产生的二氧化碳实现交换后就变成含氧低、含二氧化碳高的静脉血。然后,它便经过血管通道回到了心脏,右心房接收了这些静脉血后便交给了右心室,进而将它们送向肺部获得新鲜的氧气,再次成为动脉血后又一次进入新一轮的循环。

而对于患有法洛四联症的孩子,心脏结构出现了右心室流出道梗阻、室间隔缺损、主动脉骑跨、右心室肥厚四处异常。这使得一部分静脉血不能及时被送进肺部进行气体交换便混入动脉血,前往全身各个部位进行供氧。这种混合血液的氧含量无疑不能满足孩子们身体的正常需求,同时,随着右心室流出道即肺动脉的梗阻加重,进入肺部交换新鲜氧气的血液会越来越少,身体缺氧的症状会越发严重,最终导致严重的后果。

3.孩子得了法洛四联症会有什么表现？

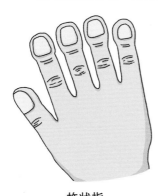

杵状指

孩子最突出的表现就是缺氧,由于缺氧导致的口唇及四肢的青紫是最主要的临床表现。孩子稍微活动后,青紫会进一步加重,同时可能出现呼吸困难,而且会伴随肺动脉梗阻的程度加重。同时在孩子行走、游戏时,会经常主动下蹲休息,以缓解自身缺氧的状态,医生称这种现象为"喜蹲踞"。而尚且不会行走的婴儿则会在被大人抱起时双腿蜷缩在大人怀里以减轻心脏负荷。当患儿情绪激动或剧烈运动时,还有可能发生阵发性缺氧,表现为阵发性呼吸困难,严重者可导致暂时脑缺氧而引起突然性的昏厥、抽搐,甚至死亡。此外,由于供氧不足,某些患儿的生长发育也会较为迟缓,同时由于手指脚趾等处的供血不足,孩子可能会出现指端粗大的杵状指(趾)等。

4.孩子得了法洛四联症应怎样治疗？

首先,家长平时应让孩子多喝水,预防感染等并发症的发生,同时应尽量让孩子保持平静的生活状态,避免剧烈活动。当孩子出现呼吸困难、惊厥等症状时应立即让孩子蜷缩身体,有条件的家庭可通过及时吸氧缓解症状。孩子缺氧症状严重时,应尽快就医缓解症状。

针对本病的外科手术成熟已久,而且根治术的患儿死亡率不断下降,家长应根据患儿病情的严重程度选择合适的时间进行手术,目前该手术已无年龄限制,建议及早进行以解除患儿缺氧等症状。全身缺氧状况较轻者,大多对孩子的生长发育影响小,可延迟至上小学前再进行手术根治,以免影响学业。极少数患儿由于肺动脉发育极差,身体无法承受一次性根治手术,这就需要将手术分开进行,先做一个简单的改善肺缺血的手术,等发育一段时间后再行彻底的根治术。另外,有心脏病且需要手术的孩子应注意预防感冒,防止增加手术前后的感染风险。

总之,法洛四联症是比较常见的先天性心脏病之一,目前治疗技术很成熟,绝大多数患儿都能得到有效的治疗,而且术后恢复效果很好,可以和正常孩子一样健康快乐地成长。

（赵鑫）

房间隔缺损

1.什么是房间隔缺损?

通俗地讲,房间隔缺损就是左心房和右心房之间有一个洞口。房间隔缺损是临床上非常常见的先心病之一,很多新生儿出生就有,在胎儿时期就能发现。这是因为胎儿在胚胎时期,房间隔的发育出现了异常,然后在左心房和右心房之间就形成了一个缺口。

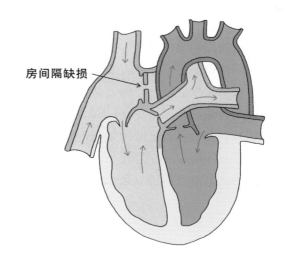

房间隔缺损

2.孩子为什么会发生房间隔缺损？

房间隔缺损考虑为遗传和环境因素及其交互作用引起的。房间隔缺损属于先天性心脏病,有的是因为孕妇在怀孕早期感染了某种病毒,如麻疹病毒、水痘病毒、手足口病毒等,或者是接受到了大量的辐射,又或者是孕妇有不良的生活习惯,如大量的喝酒、抽烟等引起的胎儿发育异常。所以建议备孕期的父母要养成良好的生活习惯,戒烟酒,积极锻炼身体,增强抵抗力,提高卵子和精子的质量,并且在怀孕前3个月和怀孕后3个月口服叶酸,这能够有效避免胎儿先天性心脏病和神经系统发育异常。

3.孩子存在房间隔缺损会有什么表现？

小的房间隔缺损可能一辈子都没有症状,偶然在孩子体检或者感冒去医院做检查时发现。但是如果缺损很大,特别是积累到成年会有右心房室增大、肺动脉高压的情况,患者就会出现胸闷气短、头昏脑涨、体力下降、呼吸困难等症状。出现这些情况时,建议及时带孩子到医院小儿心外科就诊,可以通过手术的方法对缺损处进行修复。

除上述表现外,仔细观察会发现患儿一般体型瘦弱,身体左侧前胸壁稍有隆起,心脏搏动增强,触摸的时候会有右心室抬举感。若患儿症状较重,常常会出现心房颤动等心律失常和心力衰竭的症状。

4.孩子有房间隔缺损应怎样治疗？

房间隔缺损的治疗方案通常包括三种,即药物治疗、介入治疗、手术治疗。房间隔缺损的主要治疗方案目前是介入治疗或者手术治疗,在介入治疗之前要对房间隔缺损进行充分的评估,通过超声测量缺损的直径以及缺损的位置,来明确是否适合介入治疗,介入治疗较局限,大多患儿需要进行手术治疗。没有症状且没有引起房室结构变化的患儿大多不需要治疗。药物治疗适用于已经错过了介入治疗、手术治疗的时机,进入疾病晚期的反复心衰的患儿,通常是药物的姑息治疗以纠正心衰的症状。

5.房间隔缺损术后家长应如何护理患儿？

房间隔缺损手术后的护理问题,需要根据患儿年龄大小决定,特别小的孩子,做完手术以后,一定要预防胸部骨头的畸形、鸡胸或者胸骨凹陷。

手术后要特别注意患儿的液体出入量，最主要的就是液体的入量不能太多，入量多了患儿可能会咳嗽、咳痰，会有很多不适。饮食方面没有太多的要求，心脏手术后一般不限制食物的种类，以摄入容易消化的鱼、肉、蛋类等食物为主。另外，要预防感冒和外伤，避免引发感染。

6.房间隔缺损的预后如何？

房间隔缺损的预后良好，患儿手术治疗以后能够完全康复，与正常孩子一样。但根据不同的治疗方法，患儿情况也有不同，如开胸体外循环修补，这种手术后，孩子体内完全正常，没有任何异物，与常人无异。微创介入手术要在患儿体内植入一些金属封堵器，封堵器要戴一辈子，体检拍片子时都能看到。随着技术的进步，目前的封堵器是可以做磁共振的。所以，治疗方法各有利弊，总体来说手术效果是非常不错的。

7.房间隔缺损术后会复发吗？

房间隔缺损就是心脏里留了不应该有的洞，如同衣服上的破洞一样，治疗的目的是把洞补起来。所以不管是手术修补还是通过介入治疗，医生都会去评估缺损的修补情况、缝合情况，即手术完之后 3～6 个月，会要求患儿复查。如果 3 个月复查时修补处没有残余分流，或者到半年复查时病灶没有残余分流，基本上房间隔缺损就不会复发了。

8.房间隔缺损会遗传吗？

房间隔缺损是常见的先天性心脏病，发生的原因主要是遗传因素和环境因素的双重影响，所以有一定的遗传倾向。简单来说，患有房间隔缺损的父母生下的孩子合并有房间隔缺损的概率要比父母正常者高一些，但不是代表一对一的遗传。因此，发现自己有房间隔缺损的时候，可以给孩子也做个超声心动图的检查，看看有没有把这个问题遗传给了孩子，做到心中有数。

（康超）

室间隔缺损

1.什么是室间隔缺损?

室间隔缺损是常见的一种先天性心脏病,约占所有先天性心脏畸形的40%,是因为孩子在出生前心脏左、右心室的墙壁,即室间隔发育不全出现了缺损,导致心脏内静脉血与动脉血的混合。这种先天性发育异常大多单独存在,也可与其他复杂心血管畸形合并发生。受到缺损大小和发生位置的影响,室间隔缺损的临床表现多种多样。

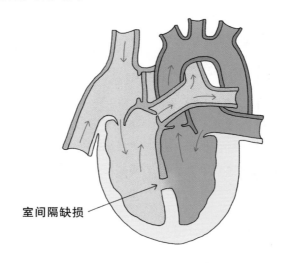

室间隔缺损

2.孩子为什么会发生室间隔缺损?

前面房间隔缺损部分已经详述过心脏的工作过程,而对于患有室间隔缺损的孩子来说,他们左、右心室之间的墙壁并没有发育完全,而是出现了漏洞。左心室的动脉血在左心室压力较高的情况下,一部分动脉血被送入了右心室而非主动脉,这就使得右心室到肺动脉的血增多,相当于有一部分心腔里的血液不能到全身,只能在心肺间进行无效循环。这一方面导致左心室、右心室、肺动脉的负担加重,另一方面引起通过主动脉送向全身的血流减少,而在身体供氧不足的情况下,孩子便会表现出室间隔缺损的相关症状了。

3.孩子存在室间隔缺损会有什么表现?

室间隔缺损患儿症状的严重程度一般来说与缺损的大小、心脏血流的受影响程度有关。当室间隔这个墙壁的破口较小时,无论小儿还是成人,通常都不会有很明显的问题,偶尔会在剧烈运动时喘不过气,对孩子的成长不会造成太大影响。但当缺口较大时,未经治疗的孩子很少能正常成长,可表现出喂养困难、体重不增、生长发育迟缓,活动后出现呼吸急促、多汗、乏力等症状。随着肺动脉血量增多经历的时间增长,肺动脉的小血管会发生反应性增生增厚,肺动脉压力持续上升,最终导致与肺动脉连接的右心压力升高甚至超过左心室,引起原来左心室通过缺损向右心室分流的血液倒流,这会使得缺乏氧气的静脉血与左心室含氧高的动脉血混合。这种较低含氧量的血随主动脉运送到全身,会使患者的皮肤黏膜变得发紫,专业称为艾森门格综合征。患儿若出现出血、咯血、心衰等症状,提示疾病发展到了晚期。

4.孩子有室间隔缺损应怎样治疗?

由于室间隔缺损往往会威胁到新生儿的身心健康和生命安全,因此医生和家长一定要及时采取规范合理的方法进行治疗,临床常用的治疗方法有外科手术治疗和经皮介入封堵治疗等。室间隔缺损早期治疗效果较好,但如果同时发生了重度肺动脉高压,则效果可能较差。一旦患儿出现嘴唇青紫、指甲发暗即提示可能已发展到艾森门格综合征,此时已丧失手术根治的机会,很可能需要考虑心肺移植了。

(尤阳)

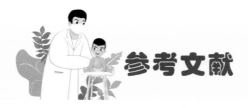

参考文献

1.蔡威,张潍平,魏光辉.小儿外科学[M].6版.北京:人民卫生出版社,2020.

2.张金哲.张金哲小儿外科学[M].北京:人民卫生出版社,2013.

3.郑珊.实用新生儿外科学[M].北京:人民卫生出版社,2013.

4.[美]Frederick M. Azar 等.坎贝尔骨科手术学.第3卷:儿童骨科[M].13版.唐佩福,等译.北京:北京大学医学出版社,2017.

5.FLYNN J M, SKAGGS D L, WATERS P M. Rockwood and Wilkins' fractures in children[M]. 8th. Philadelphia:Wolters Kluwer,2015.

6.中华医学会小儿外科学分会新生儿外科学组.常见胎儿结构畸形产前咨询儿外科专家共识[J].中华小儿外科杂志,2022,41(12):1057-1068.

7.杨媛,孙超,高伟,等.胆道闭锁诊断及治疗指南(2018版)[J].临床肝胆病杂志,2019,35(11):2435-2440.

8.钟微,王俊,汪健,等.先天性食管闭锁诊断及治疗(专家共识)[J].中华小儿外科杂志,2014,35(8):623-626.

9.中国医师协会新生儿科医师分会循证专业委员会,唐军,封志纯,等.新生儿坏死性小肠结肠炎临床诊疗指南(2020)[J].中国当代儿科杂志,2021,23(1):1-11.

10.李索林,徐伟立.小儿腹股沟疝腹腔镜手术操作指南(2017版)(上篇)[J].中华疝和腹壁外科杂志(电子版),2018a,12(1):1-5.

11.李索林,徐伟立.小儿腹股沟疝腹腔镜手术操作指南(2017版)(下篇)[J].中华疝和腹壁外科杂志(电子版),2018b,12(2):81-85.

12.中华医学会小儿外科学分会肛肠学组、新生儿学组.先天性巨结肠的诊断及治疗专家共识[J].中华小儿外科杂志,2017,38(11):805-815.

13.中华医学会小儿外科学分会内镜外科学组,中华医学会小儿外科学分会心胸外科学组.先天性膈疝修补术专家共识及腔镜手术操作指南(2017版)[J].中华小儿外科杂志,2018,39(1):1-8.

14.中华医学会小儿外科学分会微创外科学组,中华医学会小儿外科学分会胸心外科学组.儿童腹腔镜食管裂孔疝手术操作专家共识[J].中华小儿外科杂志,2021,42(1):1-6.

15.中华医学会小儿外科分会内镜外科学组.腹腔镜小儿阑尾切除术操作指南(2017版)[J].中华小儿外科杂志,2017,38(10):725-732.

16.何大维.隐睾诊疗专家共识[J].中华小儿外科杂志,2018,39(7):484-487.

17.中华医学会男科学分会.儿童隐匿性阴茎诊治的中国专家共识[J].中华男科学杂志,2021,27(10):941-947.

18.中华医学会小儿外科学分会泌尿学组.尿道下裂专家共识[J].中华小儿外科杂志,2018,39(12):883-888.

19.中华医学会小儿外科分会泌尿外科学组.先天性肾盂输尿管交界处梗阻诊疗专家共识[J].中华小儿外科杂志,2018,39(11):804-810.

20.中华医学会小儿外科学分会泌尿外科学组.儿童肾结石诊疗的临床专家共识[J].临床小儿外科杂志,2021,20(2):107-113.

21.中华医学会小儿外科学分会泌尿外科学组.儿童后尿道瓣膜症诊疗的专家共识[J].中华小儿外科杂志,2021a,42(7):577-582.

22.文建国,李云龙,袁继炎,等.小儿神经源性膀胱诊断和治疗指南[J].中华小儿外科杂志,2015b,36(3):163-169.

23.中华医学会小儿外科学分会泌尿外科学组.中国儿童睾丸肿瘤诊疗专家共识[J].中华小儿外科杂志,2021c,42(10):865-871.

24.中国抗癌协会小儿肿瘤专业委员会,中华医学会小儿外科学分会肿瘤学组.儿童神经母细胞瘤诊疗专家共识CCCG-NB-2021方案[J].中华小儿外科杂志,2022,43(7):588-598.

25.中华医学会小儿外科学分会肝胆外科学组,中华医学会小儿外科学分会肿瘤学组.小儿肝血管瘤诊断和治疗专家共识[J].中华小儿外科杂志,2020,41(11):963-970.

26.中华医学会小儿外科学分会泌尿外科学组.儿童肾母细胞瘤诊疗专家共识[J].中华小儿外科杂志,2020,41(07):585-590.

27.中华医学会小儿外科分会骨科学组,中华医学会骨科学分会小儿创伤矫形学组.发育性髋关节发育不良临床诊疗指南(0～2岁)[J].中华骨科杂志,2017,37(11):641-650.

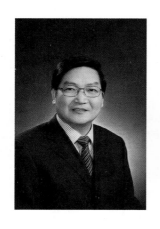

跋 健康科普——开启百姓健康之门的"金钥匙"

从医三十多年，每天面对那么多患者，我在工作之余常常思考，如何让人不生病、少生病，生病后早诊断、早治疗、早康复。这样既能使人少受病痛折磨，又能减少医疗费用，还能节约有限的医疗卫生资源。对广大医者而言，如此重任，责无旁贷。

《黄帝内经》说，上医治未病、中医治欲病、下医治已病。老子曾说："为之于未有，治之于未乱。"这些都说明了疾病预防的重要性。

做医学科普有重要意义，是一件利国利民、惠及百姓的大事。在大健康时代，医者不仅要掌握精湛的医术，为患者治病，助患者康复，还应该积极投身健康科普事业，宣传和普及医学知识，引导大众重视疾病的预防，及早诊断和规范治疗。因此，近年来我逐步重视科普工作。

记得小时候，每每遇到科学上的困惑，我就去翻"十万个为什么"这套书，从中寻找答案。那么，百姓对身体健康产生疑问，有无探寻答案的去处？在多年的临床工作中，我常常碰到患者对疾病一知半解或存在误解的情况。我心里很清楚，患者就医之前往往会先上网搜索，可是网上的信息鱼龙混杂，不少内容缺乏科学性、权威性，患者被误导的情况时有发生。当患者遇到困惑时，能否从权威的医学科普书籍中找到答案？我曾广泛查阅，了解到有关医学科普方面的书籍虽然种类繁多，但良莠不齐，尤其成规模、成系统的丛书更是鲜见，于是，我萌发了编写本丛书的想法，并为这套书取名"医万个为什么——全民大健康医学科普丛书","医"与"一"同音，一语双关，"全民大健康"是我们共同的心愿和目标。

朝斯夕斯，念兹在兹。我多方征求相关专家意见，反复酝酿，最终达成一致意见，大家都认为很有必要编写一套权威的健康科普丛书，为百姓答疑解惑。一个时代，有一个时代的使命；一代医者，有一代医者的担当。历经一整年的精心策划和编写，"医万个为什么——全民大健康医学科普丛书"终于付梓了。大专家写小科普，这套书是齐鲁名医多年从医经历中答患者之问的精华集锦，是对百姓健康的守护，也是对开启百姓健康之门的无限敬意。

物有甘苦，尝之者识；道有夷险，履之者知。再伟大的科学家也有进行科普宣传的责任。"医万个为什么——全民大健康医学科普丛书"要做的就是为百姓答疑解惑、防病治病，让医学科普流行起来。

丛书编纂毫无疑问是个复杂的系统工程，自 2021 年提出构想后，可谓一呼百应，医学专家应者云集。仅仅不到一年的时间，我们集齐了近千名作者，不舍昼夜努力，撰写完成卷帙浩繁、数百万字的书稿，体现了齐鲁医者的大使命、大担当、大情怀。图书是集权威性、科普性、实用性以及趣味性为一体的医学科普精粹，对百姓健康来说极具实用价值，也是落实党的二十大报告"把保障人民健康放在优先发展的战略位置，完善人民健康促进政策"的医学创举。

在图书编写过程中，我们着力做到了以下两点：

一是邀请名医大家执笔。山东省研究型医院协会自成立起，就在学术交流、人才培养、科技创新、成果转化、服务政府和健康科普教育等方面做出了一定的成绩，尤其在健康科普方面积累了丰富经验，并打造了一支高水平的科普专家团队。本套丛书邀请的都是相关专业的名医作分册主编，高标准把关。由于医学专业术语晦涩难懂，如何做到深入浅出、通俗易懂，既能讲明医学知识又符合传播规律是摆在我们面前的难题。有些大专家学识渊博且有科普热情，不过用语太过专业；年轻医生熟悉互联网传播特点，但专业的深度有时候略显不足。所以我们采用"新老搭配"的方法，在内容和语言风格上下功夫，力求呈现在读者面前的内容"一看就懂，一学就会"。

二是创新传播形式。我们邀请专业人士高标准录制音频，把全书内容分章节以二维码的形式附在纸质图书上，以视听结合的方式呈现，为传统科普注入新鲜活力。二维码与纸质科普图书结合，让读者随时扫码即可聆听，又能最大限度拓展纸质科普书的内容维度，实现更广泛的科普，让"每个人是自己健康第一责任人"的宗旨践行得更实、更深入人心，无远弗届！

有鉴于此，我要以一位老医学工作者、医学科普拥趸者的身份衷心感谢和赞佩以专家学者为首的作者队伍的倾情付出。

还要特别感谢张运院士、宁光院士为本丛书撰文作序，并向为图书出版付出心力的编辑以及无数幕后人的耕耘和努力表示衷心感谢，向你们每一个人致敬！

念念不忘，必有回响。衷心希望"医万个为什么——全民大健康医学科普丛书"能为千家万户送去健康，惠及你我他，为健康中国建设助力。

山东省研究型医院协会会长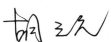

2023 年 5 月

胡三元，医学博士，二级教授，主任医师。原山东大学齐鲁医院副院长、山东第一医科大学第一附属医院院长。现任山东大学齐鲁医院、山东第一医科大学第一附属医院普通外科学学术带头人、山东大学特聘教授、山东大学和山东第一医科大学博士研究生导师；山东省"泰山学者"特聘教授、卫生部和山东省有突出贡献中青年专家、山东省医学领军人才，享受国务院政府特殊津贴。

对中国腔镜技术在外科领域特别是肝胆胰脾外科中的创新应用与规范推广、"腹腔镜袖状胃切除术＋全程化管理"治疗肥胖症与 2 型糖尿病体系的建立和国产腔镜手术机器人的研发做出了突出贡献。荣获国家科技进步二等奖、中华医学科技奖一等奖、山东省科技进步一等奖等 10 余项科技奖励。

主要社会兼职：中国医师协会外科医师分会副会长；中华医学会外科学分会委员、腹腔镜内镜外科学组副组长；中华医学会肿瘤学分会委员；中国研究型医院学会微创外科学专业委员会主任委员；中国医药教育协会代谢病学专业委员会主任委员；中国医学装备协会智能装备技术分会会长；山东省医学会副会长、外科学分会主任委员；山东省医师协会腔镜外科医师分会主任委员；山东省研究型医院协会会长。